战"疫"：

图解人类与传染病的斗争

沈芸 编著

张宏 审订

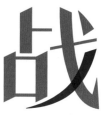

U0214673

海峡出版发行集团 | 福建科学技术出版社
THE STRAITS PUBLISHING & DISTRIBUTING GROUP | FUJIAN SCIENCE & TECHNOLOGY PUBLISHING HOUSE

# 目录

传染病分类

甲类　乙类　丙类　其他

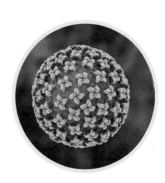
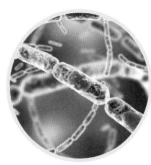
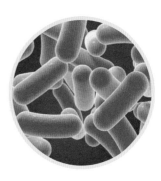
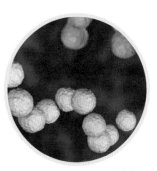

传染病分类

甲类　乙类　丙类　其他

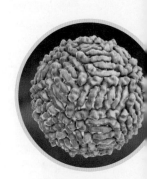
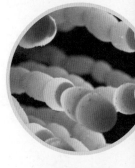
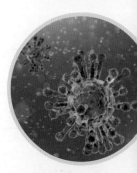
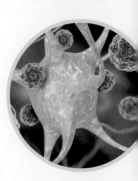

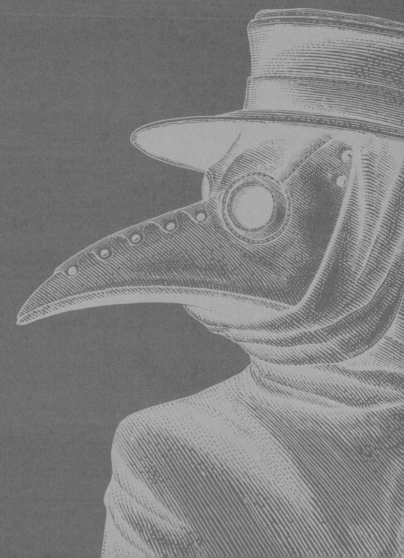

16世纪法国医生夏尔·德·洛姆（Charles de Lorme）所描述的传染病医生。

面具的鸟嘴里装着草药和香料。

H U M A N

FIGHT AGAINST INFECTIOUS DISEASES

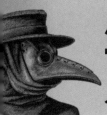

# 生存或死亡：
# 人类与传染病斗争的历史

美国著名的历史学家麦克尼尔说过，传染病是人类历史的决定因素之一。

传染病一直影响着人类社会的发展，因为疾病直接攻击文明的核心和根基：人类的身体和心灵。而每一次对传染病的斗争，则催生公共卫生、医学技术的发展，改善着人类的健康状况。

回顾传染病的历史，对于人类抗击病魔的明天意义非凡。首先我们来了解几种传染病的斗争史。

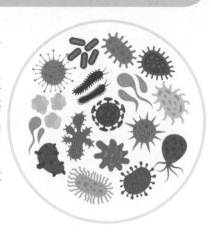

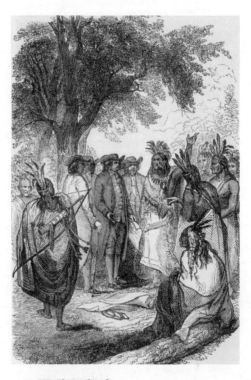

### 天花

天花是世界传染病之王，是人类有记载的最古老的传染病，古代四大文明古国都遭遇过天花的损害。但天花也是目前世界上唯一被消灭的传染病。

早在公元前2000多年就出现了天花，出现的地方在印度，这是人类有史以来第一次发现天花。之后，天花向印度四周传播，公元前1161年，天花在埃及传播，据说是来自印度的商队把天花传入了埃及。公元1世纪的时候，天花传入中国。6世纪传入朝鲜和日本。

15、16世纪时，欧洲殖民者为统治美洲，故意将天花患者的物品送给印第安人，导致2000万~3000万原住民死亡。

### 霍乱和鼠疫

我国把主要传染病分为甲、乙、丙三类，其中甲类传染病是指需要强制隔离的烈性传染病。霍乱和鼠疫属于甲类传染病。这两个病魔和人类纠缠了千年之久，每次暴发对人们而言都无异于灭顶之灾。

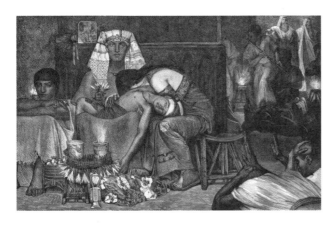

霍乱是一种烈性肠道传染病，简单地说，如果得了这个病，会拉肚子到死为止。1817年至今，霍乱总计暴发了7次，全球死亡人数保守估计为1.4亿人。

鼠疫在历史上曾有过3次大暴发。

第一次发生在公元542年，

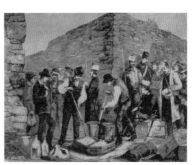

暴发于东罗马帝国。鼠疫整整肆虐了200多年，总死亡人数达到了1亿多。

第二次暴发后长达三个世纪，被认为是蒙古军西征所导致，"黑死病"的称呼也由之而来。这次疫情夺走了2500万欧洲人的性命，让整个欧洲都差点消失。

第三次鼠疫暴发于19世纪末的云南，这次鼠疫全球死亡人数至少在1200万人以上，仅仅是中国死亡人数就达到了300万。

### 人类是如何对抗霍乱和鼠疫？

伦敦学者约翰·斯诺通过走访调查后绘制死亡地图后发现，霍乱是通过水源传播的，是人类将排泄物倒入水中污染了水源才滋生了霍乱。后来伦敦修建了下水道，才终于制止了霍乱的肆虐。1883年，德国医学家科赫分离培养出霍乱弧菌病原体。但霍乱并没有消失，只是现在清洁的饮用水和抗菌药物的发明，让霍乱的威胁性没有那么大了。

1894年，法国人耶尔森发现鼠疫杆菌。4年后人类终于证明跳蚤是鼠疫传播的罪魁祸首。之后华人博士伍连德通过解剖尸体发现了鼠疫可以在人与人之间通过飞沫传染。这一发现让人们知道了防止鼠疫大规模传染的办法，消毒、隔离、火化尸体、组建防疫站，从这以后大规模的鼠疫暴发事件再也没有发生过。随着抗菌药物的出现，鼠疫已经可以被治疗了。

### 人类与传染病的斗争能够带来什么启示

回顾历史，我们发现，战胜传染病的第一要素是明确传染源和传播途径，控制、消灭和消除的举措要贯穿其中。人类身体素质的改善，现代医学的飞速发展，使得我们在面对现代疫情时，更能够游刃有余站在前人的肩膀上，充分利用规律，寻找方法，坚定信心，科学防治，精准施策，人类有能力赢得与传染病的斗争。

# 01 鼠疫
## "永不灭绝"的妖魔

鼠疫是一种存在于啮齿类与跳蚤的一种人畜共通传染病，能借蚤传染给各种动物及人类。属于甲类传染病。

鼠疫是鼠疫杆菌所致的烈性传染病。所有鼠疫，包括淋巴腺病不明显的病例，皆可引起败血性鼠疫，经由血液感染身体各部位，包括脑膜。作为一种危害严重的烈性传染病，鼠疫曾被称为"黑死病"。

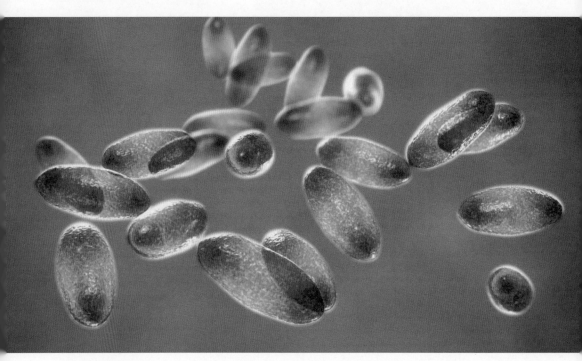

## 病原体

鼠疫的病原体为鼠疫菌。鼠疫菌在光学显微镜下为革兰染色阴性、两端钝圆、两极浓染的短小杆菌，菌体长 1~2 μm，宽 0.5~0.7 μm，有荚膜，无鞭毛，无芽孢。鼠疫菌最适生长温度为 28~30℃，最适pH值为6.9~7.1，对高温和常用化学消毒剂敏感。

## 传染源

鼠疫的传染源为鼠类和其他啮齿类动物，其中褐家鼠和黄胸鼠是主要传染源。野狐、野狼、野猫、野兔、骆驼和羊也可能是传染源。鼠疫患者是肺型鼠疫的传染源。

## 易感人群

人对鼠疫普遍易感。人类在感染过鼠疫菌后可获得终身免疫力。在我国鼠疫已得到有效控制。

### 传播途径

**病媒生物传播**

跳蚤是传播鼠疫的主要媒介，寄生在染疫动物的跳蚤感染鼠疫菌后再叮咬人，即可造成人感染。

**接触性传播**

人在宰杀、剥皮及食肉时接触染疫动物或其排泄物、分泌物时，病菌通过皮肤表面伤口或黏膜进入体内造成感染。

**飞沫传播**

鼠疫病人呼吸道分泌物中含有鼠疫菌，呼气、咳嗽形成的飞沫也含有病菌，他人吸入时也会造成感染。

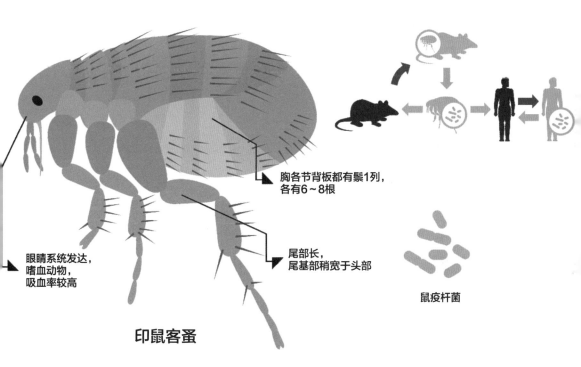

胸各节背板都有鬃1列，各有6～8根

眼睛系统发达，嗜血动物，吸血率较高

尾部长，尾基部稍宽于头部

鼠疫杆菌

**印鼠客蚤**

### 症状和类型

**症状**

鼠疫的潜伏期很短，多数为2~3天，个别病例可达到9天。

主要表现为：全身中毒症状：起病急，高热寒战，体温迅速达到39~40℃，剧烈头痛，恶心呕吐伴有烦躁不安，意识模糊，心律不齐，血压下降，呼吸急促，皮肤、黏膜先有出血斑，继而大片出血及伴有黑便，血尿。

鼠疫类型有腺鼠疫、肺鼠疫和败血症鼠疫等，它们都会有一些特殊症状。

**类型**

**腺鼠疫：** 最常见，除上述全身症状外，以急性淋巴结炎为特征，为带有鼠疫菌的跳蚤叮咬四肢皮肤造成。

**肺鼠疫：** 不仅死亡率极高，而且可造成人与人之间的空气飞沫传播，是引起人群爆发流行的最危险因素。

**败血症型鼠疫：** 主要是由于鼠疫菌从皮肤破损处入血或由染疫蚤的直接叮咬所造成。如治疗不及时会迅速死亡。

**预防**

**如何保护自己不被感染？**

为了防止鼠疫传播，需避免与咳嗽者密切接触（相距2米以上），并减少在人群密集场所的逗留时间。在鼠疫流行地区不接触死亡动物，并使用驱虫剂。

**治疗原则**

鼠疫是细菌引起的烈性甲类传染病，须严格隔离患者和疑似患者。对患者采取抗菌治疗和对症支持治疗。

**鼠疫历史故事**

**"鼠疫斗士"伍连德**

在世界的医学史上，有位中国人在抗击传染病的众多医学科学家中，处于举足轻重的地位，他就是被誉为"鼠疫斗士"的伍连德。

伍连德（1879—1960），祖籍广东广州府新宁县（今广东台山市），是中国卫生防疫、检疫事业的创始

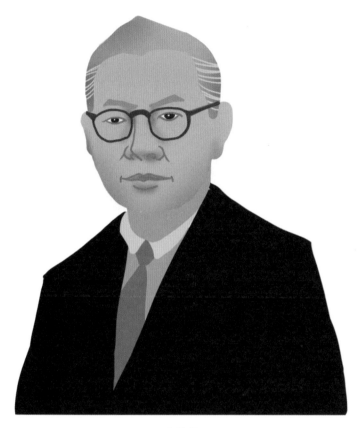

人。伍连德17岁留学英国剑桥大学，是剑桥大学第一位华人学生，1903年，伍连德以有关破伤风菌的学术论文被授予剑桥大学医学博士学位。1907年伍连德接受清政府邀聘回国任教，次年担任天津陆军军医学堂副监督（副校长职）。

1910年冬季，东北发生鼠疫大流行，至当年11月，官方统计吉林、黑龙江两省的死亡人数已近4万人，占两省总人口的1.7%……疫情来势汹汹，犹如即将大规模喷发的火山。

伍连德临危受命，作为东三省防鼠疫全权总医官，到哈尔滨调查处置疫情。通过解剖死于疫情的患者，伍连德发现了鼠疫会在人和人之间传播的有力证据，提出当地的疫菌传播方式是呼吸和飞沫传播，并将经由这种传播方式感染的鼠疫命名为"肺鼠疫"。针对新的传播方式，伍连德亲自设计了能有效隔绝病菌感染的"伍氏口罩"，它能有效预防病原菌从呼吸道传播，这同时也是中国医用口罩的鼻祖。

在采取了诸多有效的隔离和防疫措施之后，次年3月，东北鼠疫终于得到有效控制，到月底没有出现新的感染和死亡病例。在当时，中国的抗疫成果震惊了整个世界。1910年4月3日至28日，沈阳举办了中国近代第一次真正意义上的国际学术会议"万国鼠疫研究会"，来自英、美、法等11个国家的医师和学者参加了大会，并推选伍连德为大会主席。这次大会上，伍连德对鼠疫的病因、传播途径、预防和疫情控制都提出了让全世界专家高度认可的理论和实践方法。

1935年，由于伍连德在研究鼠疫传播和防疫方面的突出贡献，伍连德被提名为诺贝尔生理学或医学奖候选人，他也是华人世界的第一位诺贝尔奖候选人。

# 历史上的大流行

### 第一次大流行：查士丁尼大瘟疫

起源于公元542年，查士丁尼鼠疫是历史上第一次记录的大流行。鼠疫沿着埃及的培鲁沁（Pelusium）侵袭东罗马帝国，在瘟疫传播的高峰期，每天有5000~10000人染病死亡，总死亡人数在20万人以上，导致帝国人口至少约有三分之一人数死亡，对拜占庭帝国经济税基础和军制兵源造成了严重的影响，大大削弱了拜占庭帝国实力。此后瘟疫又在地中海地区肆虐达两个世纪之久。

### 第二次大流行：黑死病

在14世纪欧洲遭到了黑死病的大规模侵袭，死亡率高达百分之三十，致使欧洲人口迅速下降。此时人们对鼠疫尚无认知，根据患者皮肤呈现许多黑斑而命名为"黑死病"。1347~1352年，在这场黑死病中，欧洲大约有2500万人死亡，欧洲、亚洲、非洲在这场瘟疫中死亡人数在5500万~7500万人。因在当时没有找到可以治疗鼠疫的相关有效药物，仅仅只能依靠使用隔离的方法来阻止黑死病的蔓延。1350~1400年，

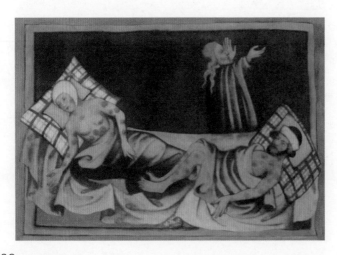

欧洲人均寿命从30岁缩短到20岁。随后300多年间，鼠疫在欧洲多次暴发。这场旷日持久的黑死病给欧洲传统的社会结构带来了严重的打击，在一定程度上削弱封建教会势力，为后来的文艺复兴和宗教改革起到了推动作用。

在我国有详细记载的大鼠疫开始于崇祯六年（1633年），暴发地点最开始是在山西，这场大鼠疫给当时的社会造成了巨大的影响，一些史学家相信，李自成在带领军队进入北京之前，京营兵士就正遭受鼠疫侵袭，此次瘟疫暴发可以从谷应泰在《明史纪事本末》卷78可以看出，书中说："京师内外城堞凡十五万四千有奇，京营兵疫，其精锐又太监选去，登陴诀羸弱五六万人，内阉数千人，守陴不充……有一二日亡者，有朝染夕亡者，日每不下数百人，甚有全家全亡不留一人者，排门逐户，无一保全。一人染疫，传及阖家，两月丧亡，至今转炽，城外遍地皆然，而城中尤甚，以致棺蒿充途，哀号满

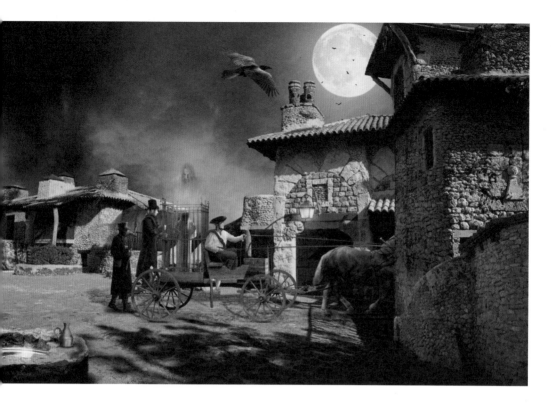

路。"据记载，在崇祯七年（1634年）和八年（1635年）这两年间，有的人早上发现被传染上了瘟疫，到晚上就去世了，且每天都在数百人之上，甚至出现了全家染疫而无一人存活的景象，一夜之间，城里的百姓连夜逃出城躲避瘟疫，城也变成了一座空城。"朝发夕死""一家尽死子遗"是在当时明朝鼠疫大流行时期的社会现象。

### 第三次大流行

第三次世界性鼠疫大流行范围较广。1894年始自香港，一时之间香港和广州成为鼠疫流行的中心，疫情暴发的头一年，死亡人数达2547人，随着人口流动，鼠疫蔓延到居住人口众多的内陆。在20世纪30年代达到最高峰，此次鼠疫波及亚洲、欧洲、美洲、非洲和澳洲等60多个国家，死亡人数超千万，其中在印度，1898~1918年的20年间，死亡人数达102.5万人。此次鼠疫大多分布在沿海城市和居住人口较多的区域，传播速度和波及的地区都远远超过前两次鼠疫。鼠疫再次大规模广泛暴发所造成的生产力破坏，也激化了当时的社会矛盾，进一步加剧了世界的动荡。

**中华人民共和国
传染病防治法**

扫一扫二维码了解更多

# 02 霍乱
## 全球恐慌不是说说而已

霍乱为甲类传染病，是由O1血清群和O139血清群霍乱弧菌引起的急性肠道传染病。霍乱具有发病急、传播快、波及面广的特点，属于甲类传染病，也是国际检疫的三种传染病之一。只要及早发现，及时补充水分与电解质溶液，合理使用抗生素，治疗霍乱并不困难。新型口服rBS/WC霍乱疫苗可以提供较好、较持久的保护作用。

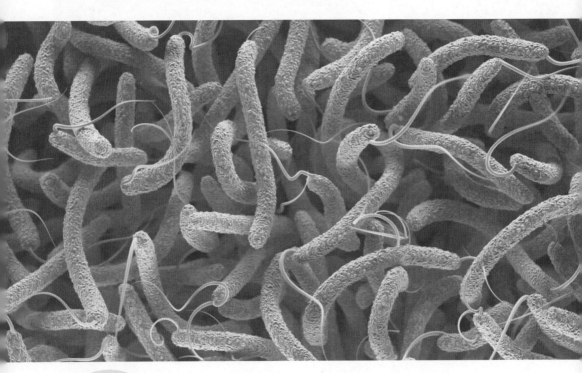

## 病原体

霍乱弧菌是革兰阴性菌，菌体短小呈逗点状，有单鞭毛、菌毛，部分有荚膜。根据菌体（O）抗原的不同，霍乱弧菌中O1血清群和O139血清群可引发霍乱。

## 传染源

霍乱患者和带菌者是传染源。

## 易感人群

不分种族、性别和年龄，人群普遍易感。胃酸缺乏或饮水不洁的人群更易感染。

## 传播途径

### 水和食物传播

饮用或食用被霍乱弧菌传染而又未经消毒处理的水或食物。
食用经苍蝇污染过的食物等。

### 接触性传播

接触霍乱患者、带菌者排泄物污染的手和物品。

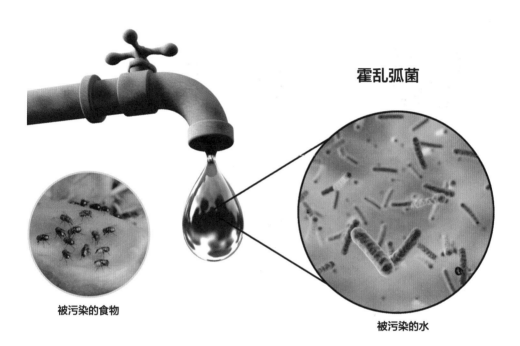

**霍乱弧菌**

被污染的食物

被污染的水

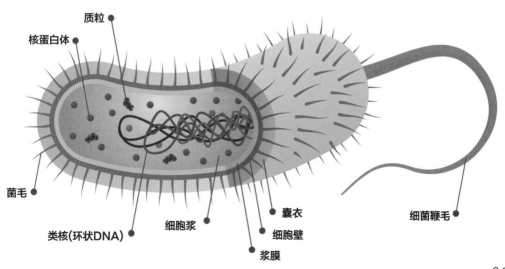

质粒

核蛋白体

菌毛

类核(环状DNA)

细胞浆

囊衣

细胞壁

浆膜

细菌鞭毛

## 症 状

霍乱病程中，潜伏期可从数小时至5天，一般为1～2日。根据病情程度可分为轻、中、重三型，一般轻型多，重型少。

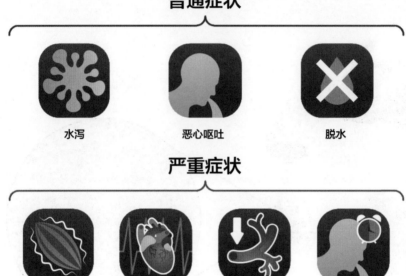

### 普通症状

水泻　　　　　恶心呕吐　　　　　脱水

### 严重症状

肌肉抽搐　　心跳加速　　血压降低　　持续呕吐

## 预 防

日常预防霍乱的方法要求做到"五要五不要"。主要是"把好一张口"，预防病从口入。

**五要：**饭前便后要洗手，买回海产要煮熟，隔餐食物要热透，生熟食品要分开，出现症状要就诊。

**五不要：**生水未煮不要喝，无牌餐饮不光顾，腐烂食品不要吃，暴饮暴食不可取，未消毒（霍乱污染）物品不要碰。

可以通过接种疫苗来预防霍乱感染：霍乱疫苗有口服型和注射型。

### 霍乱疫点消毒

对疫点的消毒是有效切断传播途径、控制疫情的措施之一。可能被患者排泄物污染的厕所、餐具、地面、地拖、门把手、衣物等要进行消毒。霍乱弧菌对一般的消毒剂均较敏感。漂白粉、漂白精、过氧乙酸、戊二醛等均有效。

**预防**

勤洗手

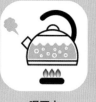

喝开水

**治疗原则**

首先霍乱患者要按甲类传染病隔离治疗。危重患者应先就地抢救，待病情稳定后在医护人员陪同下送往指定的隔离病房。确诊与疑似病例应分开隔离。

**历史事件**

19世纪初至今已引起7次世界性大流行。其中最严重的是1961年开始的第七次世界性霍乱大流行，是由埃尔托生物型霍乱弧菌引起的，至今已波及五大洲140个以上的国家和地区，报告病例数在400万以上，目前尚无停息的迹象。

中国霍乱最泛滥的一次是1932年，几乎遍布全国。1932年4月26日，在上海出现第一例霍乱。5月23日，第二例霍乱发生在武汉。粗略统计，共有23个省市306个城市出现疫情。疫情最严重的是在陕西，传染范围最广、死亡人数居全国前列，堪称陕西近代史上的一次大灾难。

小说《白鹿原》中的一些瘟疫事件，就以此为真实背景，写的是发生在1932年的关中大霍乱。

霍乱传到西安是在7月20日，造成的结果也很惨痛，一个多月就有1311人发病，937人死亡。一人患病、全家难免；一家患病，全村遭殃。疫情最终波及的范围已经远远不止关中地界。据《陕西省志·人口志》，此次霍乱传染了60个县，患病人数有50万，死亡人数约20万，当时医疗卫生条件差，死亡率极高。

陕西的霍乱之所以会如此严重，除了医学知识匮乏、医疗条件较差之外，也与陕西的水灾、干旱等自然灾害有关。

新型冠状病毒肺炎，简称"新冠肺炎"，为乙类传染病，是由新型冠状病毒感染引起的急性呼吸道传染病。新型冠状病毒感染的肺炎虽未纳入甲类传染病，但采取甲类传染病的预防、控制措施，同时将其纳入检疫传染病管理。本病的潜伏期为1~14天，多为3~7天。多数患者预后良好，少数患者病情危重，老年人和有慢性基础病者预后较差，儿童病例症状相对较轻。据报道新型冠状病毒肺炎的疫苗已研制成功。

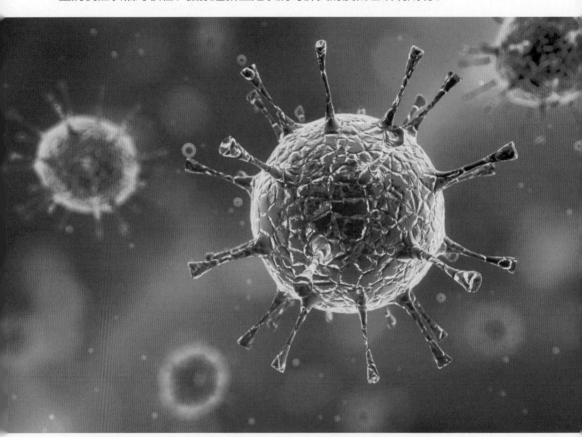

新型冠状病毒是本病的病原体，有包膜，颗粒呈圆形或椭圆形，常为多形性，直径60~140nm，目前研究显示与蝙蝠SARS样冠状病毒同源性达85%以上。新型冠状病毒96个小时左右即可在人呼吸道上皮细胞内发现，病毒对紫外线和热敏感，56℃ 30分钟、乙醚、75%乙醇、含氯消毒剂、过氧乙酸和氯仿等脂溶剂均可有效灭活病毒，氯己定不能有效灭活病毒。

**病原体**

## 传染源

主要是新型冠状病毒肺炎患者。无症状感染者也可能成为传染源。

## 易感人群

人群普遍易感，只要与潜伏期患病者待过同一处地方，就会有较高的感染概率。

## 传播途径

目前主要传播途径为经呼吸道飞沫和接触传播。

### 空气传播

1 **呼吸道飞沫传播**　患者喷嚏、咳嗽、说话的飞沫，呼出的气体近距离直接吸入将导致感染。

2 **气溶胶传播**　在相对封闭环境中，患者飞沫混合在空气中，形成气溶胶，长时间暴露于高浓度气溶胶情况下，也有传播的可能。

### 接触性传播

**密切接触传播**

患者的飞沫沉积在物品表面，健康人的手接触污染物后，再接触口腔、鼻腔、眼睛等黏膜，导致感染。

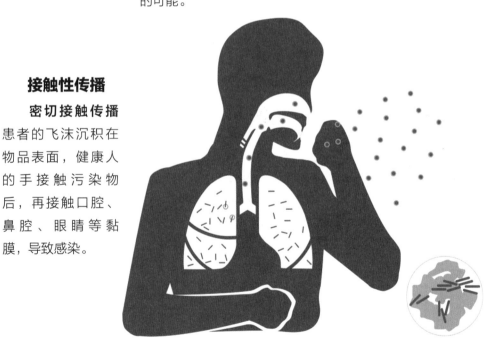

污染的丢弃物

鼻涕

唾液

手

眼睛

鼻子

嘴巴

疑似症状为发热、咳嗽、咽痛、胸闷、呼吸困难、乏力、恶心呕吐、腹泻、肌肉酸痛等。

主要表现以发热、乏力、干咳为主，鼻塞、流涕等上呼吸道症状，会出现缺氧低氧状态。

部分患者起病症状轻微，可无发热，多在1周后恢复。

半数患者多在1周后出现呼吸困难，重症、危重症患者快速进展为急性呼吸窘迫综合征、脓毒症休克、难以纠正的代谢性酸中毒和出凝血功能障碍。病程中可为中低热，甚至无明显发热。

多数患者预后良好，少数患者病情危重，甚至死亡。

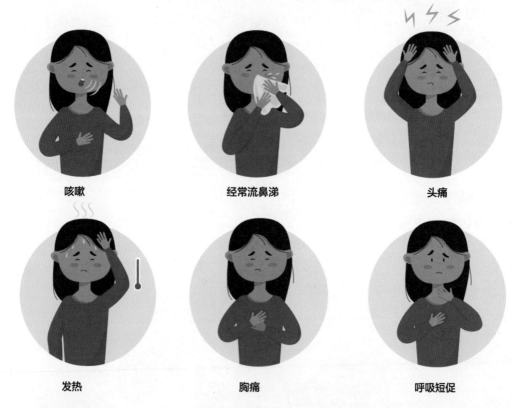

咳嗽 经常流鼻涕 头痛

发热 胸痛 呼吸短促

**预 防**

① 保持室内环境卫生和空气流通，个人要做好卫生防护，用流动的水和肥皂洗手，不要用脏手触摸口、鼻、眼。

② 避免接触野生动物，不吃未煮熟透的食物。

③ 尽量减少到空气不流通或人流密集的公众场合活动，避免接触患者，外出佩戴医用外科口罩。

④ 健康合理饮食，保证充足睡眠。

⑤ 避免直接接触电梯按钮等公共用具。

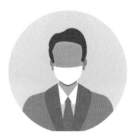

佩戴医用外科口罩

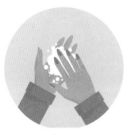

用流动的水和肥皂洗手

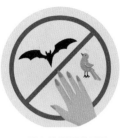

避免接触野生动物

不吃未煮熟透的食物

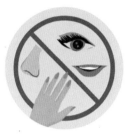

不要用脏手触摸口、
鼻和眼

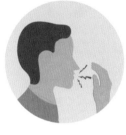

打喷嚏用手捂住口鼻

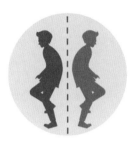

避免接触患者

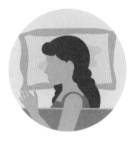

保证充足睡眠

## 治疗原则

新型冠状病毒肺炎的治疗方法是以抗病毒治疗为主，目前没有特效药。

### 一般治疗

对于轻症患者采取一般治疗，主要包括卧床休息、氧疗、抗病毒治疗、抗菌药物治疗。

### 重症、危重型病例的治疗

在对症治疗的基础上，积极防治并发症，预防继发感染，及时进行器官功能支持。

### 中医治疗

按中医"疫"病对患者进行辨证治疗。

### 出院标准

体温恢复正常3天以上；呼吸道症状明显好转；肺部影像学显示急性病变明显改善；连续两次呼吸道病原核酸检测阴性，采样时间间隔至少1天，可解除隔离出院或根据病情转至相应科室治疗其他疾病。

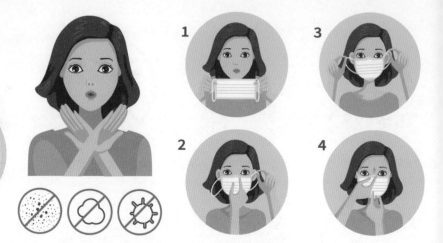

**正确使用口罩的方式**

呼吸防护用品包括口罩和面具，佩戴前、脱除后应洗手。

佩戴时注意正反和上下，口罩应遮盖口鼻，调整鼻夹至贴合面部。

佩戴时避免用手触摸口罩内外侧，应通过摘取两端线绳脱去口罩。

佩戴多个口罩不能有效增加防护效果，反而增加呼吸阻力，并可能破坏密合性。

各种对口罩的清洗、消毒等措施均无证据证明其有效性。

医用外科口罩累计使用不超过8小时。职业暴露人员使用口罩不超过4小时，不可重复使用。

**正确洗手**

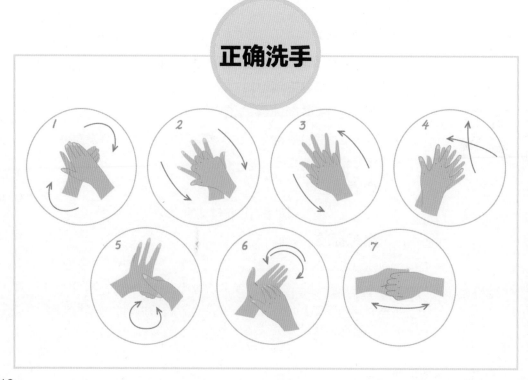

# 04 传染性非典型性肺炎
## 张牙舞爪的凶猛鬼怪

　　严重急性呼吸综合征（SARS）为一种由SARS冠状病毒引起的急性呼吸道传染病。我国也称为非典型肺炎，并将其列为乙类传染病，按甲类传染病进行报告、隔离治疗和管理。

　　传染性非典型肺炎为一种传染性强的呼吸系统疾病，在国内部分地区有病例发生及蔓延。世界卫生组织（WHO）认为它由一种冠状病毒亚型变种引起，并将传染性非典型肺炎称为严重急性呼吸综合征（SARS）。本病治疗以对症支持治疗和针对并发症治疗为主，目前尚无针对性的疫苗。

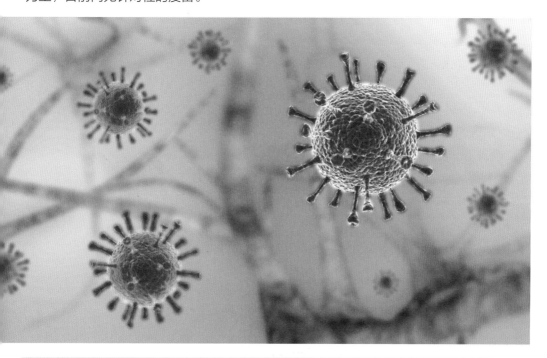

　　病原体为SARS冠状病毒（SARS-CoV），冠状病毒是一大类病毒，会引起疾病，患者表现从普通感冒到重症肺部感染。该病毒有包膜，直径60~120nm，包膜上有放射状排列的花瓣样或纤毛样突起，形似王冠，病毒对温度和有机溶剂敏感，75℃ 30分钟、紫外线照射60分钟可杀死病毒，75%乙醇、含氯消毒剂5分钟可灭活。

## 病原体

**传染源**

非典型肺炎的患者及潜伏期人群

**易感人群**

人群普遍易感，儿童感染率较低。

**传播途径**

本病为呼吸道传染性疾病，主要传播方式为近距离飞沫传播或接触患者呼吸道分泌物。

**空气传播**

患者喷嚏、咳嗽、说话会产生飞沫，与其呼出的气体近距离直接吸入将导致感染。

**接触性传播**

通过接触患者呼吸道分泌物污染过的物品而感染。

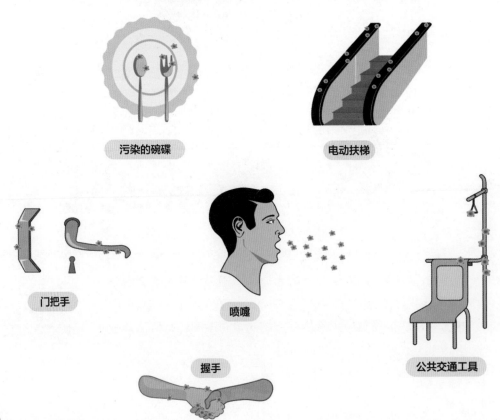

污染的碗碟

电动扶梯

门把手

喷嚏

公共交通工具

握手

## 症状

潜伏期1～16天，常见为3～5天。

起病急，首发症状为发热，伴有畏寒，高热超过38℃，伴有头痛、肌肉酸痛、全身乏力和腹泻。

3～7天后出现干咳、少痰，偶有血丝痰，肺部体征不明显。10～14天病情达到高峰，发热、乏力等感染中毒症状加重，并出现频繁咳嗽，气促和呼吸困难，稍微活动则气喘、心悸，只能被迫卧床休息。这个时期易发生呼吸道的继发感染。

病程进入2～3周后，发热渐退，其他症状与体征减轻乃至消失。

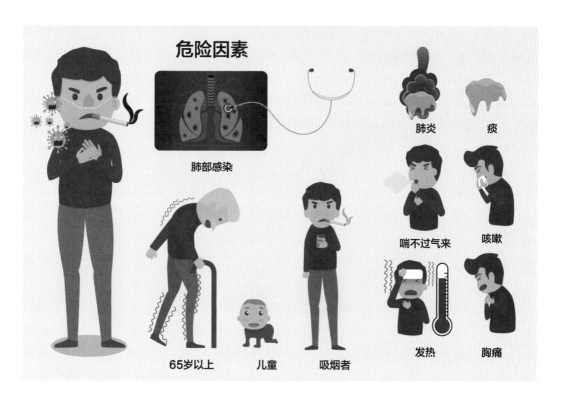

危险因素

肺部感染

肺炎　痰

65岁以上　儿童　吸烟者

喘不过气来　咳嗽

发热　胸痛

## 预防

1 减少大型群众性集会或活动，保持公共场所通风换气、空气流通；排除住宅建筑污水排放系统淤阻隐患。

2 保持良好的个人卫生习惯，勤洗手，不随地吐痰，避免在人前打喷嚏、咳嗽；去人多或相对密闭的地方，应注意戴口罩；均衡饮食，注意保暖，避免疲劳，适量运动等。

3 医院应设立发热门诊，建立本病的专门通道。

4 隔离治疗患者和隔离观察密切接触者。

洗手

隔离患者

避免飞沫

食物煮熟

拒绝生食

休息

隔离接触者

遮口鼻

消毒

戴口罩

## 治疗

除细致的综合治疗和支持治疗外，目前尚无特异性治疗。与其他病毒感染一样，抗菌药物治疗无效。此外，尚未发现任何抗病毒药物对重症急性呼吸综合征（SARS）治疗有益。临床上以对症支持治疗和针对并发症的治疗为主。

## SARS 小知识

### 什么是基本再生数$R_0$

基本再生数$R_0$（the basic reproductive number）是流行病动力学中的一个非常重要的参数。它是指在自然条件下，即在没有任何干预措施的情况下，病毒在一个全部是易感人群的环境中自由传播，一个患者或病毒携带者平均可以传染的人数。

参考既往研究报道的全球疫情数据，非典SARS病毒（香港）的$R_0$为3.1~4.2，中东呼吸综合征MERS病毒的$R_0$为2.0~6.7，埃博拉病毒(非洲)的$R_0$为1.3~2.7，甲型H1N1流感病毒（2009年全球）的$R_0$为1.4~3.1。

# 05 艾滋病
## 无法治愈的超级病毒

　　艾滋病又称获得性免疫缺陷综合征，是由于机体感染人类免疫缺陷病毒（HIV）而引发的全身性疾病。HIV能攻击人体免疫系统，而人体免疫系统中最重要的CD4+T淋巴细胞是其主要攻击目标，导致人体丧失免疫功能，容易感染各种疾病，并可发生恶性肿瘤。艾滋病的病死率较高，目前没有根治艾滋病的特效药物，也没有疫苗可以预防。

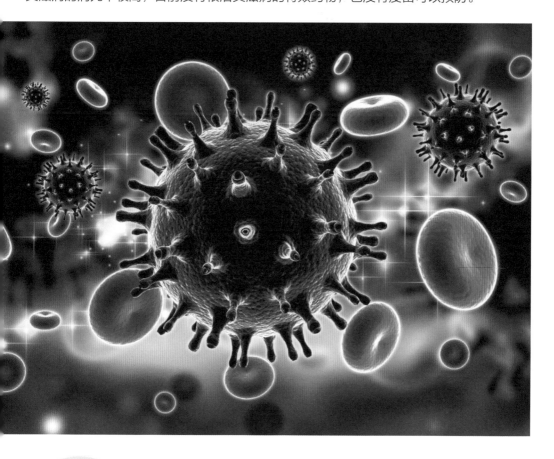

## 病原体

　　人类免疫缺陷病毒(HIV)是艾滋病的病原体。它是一种不同于一般病毒的逆转录病毒，具有极强的迅速变异能力。

　　艾滋病病毒的迅速变异能力也给目前特效药和疫苗研制工作造成了极大困难。艾滋病病毒对外界环境的抵抗力弱，离开人体后，常温下在血液或分泌物内只能生存数小时至数天，在自然条件下则不能存活。高温、干燥以及常用消毒药品都可以杀灭这种病毒。

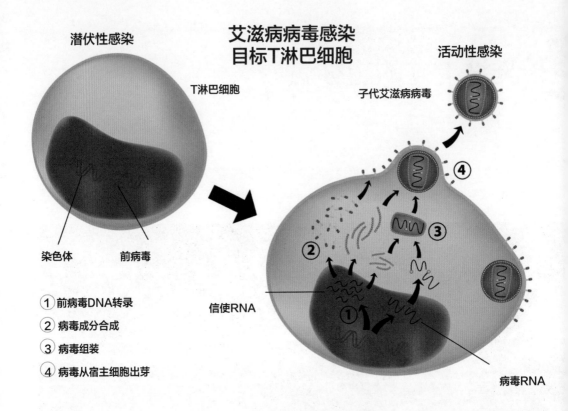

## 艾滋病病毒感染
## 目标T淋巴细胞

潜伏性感染

活动性感染

T淋巴细胞

子代艾滋病病毒

染色体　　前病毒

① 前病毒DNA转录

② 病毒成分合成

③ 病毒组装

④ 病毒从宿主细胞出芽

信使RNA

病毒RNA

### 传染源

艾滋病的传染源为艾滋病患者及HIV携带者。

### 易感、高危人群

艾滋病人群普遍易感，它的高危人群通常有男性同性恋、静脉药瘾的依赖者、性乱交者、血友病的患者，还有多次接受输血或血制品输注的人员。

## 传播途径

HIV存在于感染者的体液和器官组织内，包括血、精液、阴道分泌液、乳汁、伤口渗出液，其传播途径为性接触传播、血液传播、母婴传播。

**接触性传播**

**1 性接触传播** 包括同性、异性和双性之间的不安全性接触。

**2 血液传播** 包括共用针头和注射器静脉注射毒品、不安全规范的介入性医疗操作、文身等。

**3 母婴传播** 包括宫内感染、分娩时和哺乳传播。

# 症状

根据患者症状和体征的不同，可以将HIV感染分为急性期、无症状期和艾滋病期。

### 急性期症状

即艾滋病的早期症状，一般发生在初次感染HIV后2~4周，大多数患者临床症状轻微，持续1~3周后有所缓解。此时最常见的症状为发热，同时伴有咽喉痛、恶心、呕吐、腹泻、淋巴结肿大等症状。

## 艾滋病病毒感染症状

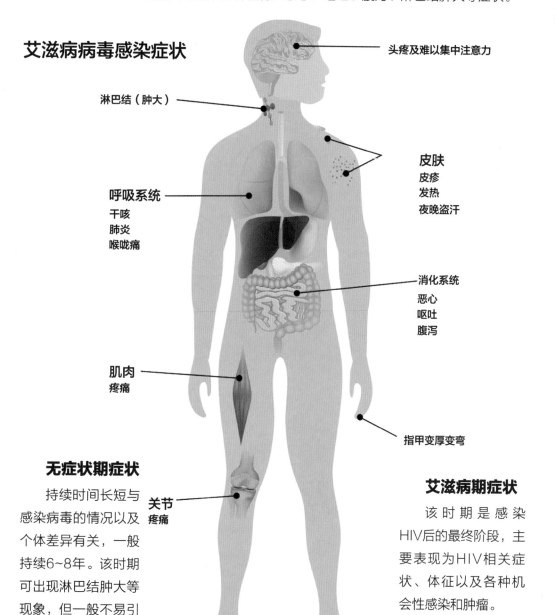

头疼及难以集中注意力

淋巴结（肿大）

皮肤
皮疹
发热
夜晚盗汗

呼吸系统
干咳
肺炎
喉咙痛

消化系统
恶心
呕吐
腹泻

肌肉
疼痛

指甲变厚变弯

关节
疼痛

体重减轻及易疲劳

### 无症状期症状

持续时间长短与感染病毒的情况以及个体差异有关，一般持续6~8年。该时期可出现淋巴结肿大等现象，但一般不易引起重视。

### 艾滋病期症状

该时期是感染HIV后的最终阶段，主要表现为HIV相关症状、体征以及各种机会性感染和肿瘤。

## 危险因素

人们感染艾滋病病毒的一些高危行为和情况如下。

① 发生无保护的肛交或阴道性交。

② 已感染其他性传播疾病，如梅毒、疱疹、衣原体、淋病和细菌性阴道炎等。

③ 注射吸毒时共用受到污染的针头、注射器和其他注射器具以及药品注射液。

④ 接受不安全的注射、输血、组织移植以及未充分消毒的切割或穿刺医疗程序。

⑤ 卫生人员等不慎被针具刺伤。

## 会导致艾滋病病毒传播的行为

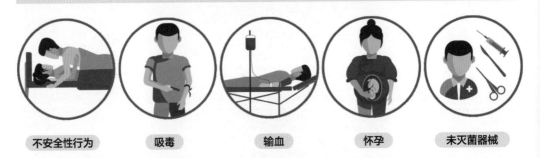

不安全性行为　　吸毒　　输血　　怀孕　　未灭菌器械

## 不会导致艾滋病病毒传播的行为

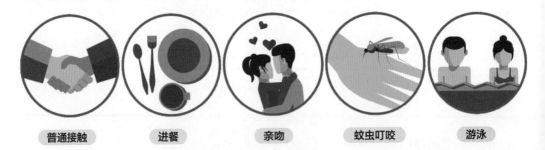

普通接触　　进餐　　亲吻　　蚊虫叮咬　　游泳

## 治疗原则

目前尚未研制出根治艾滋病的特效药物，还没有可用于预防的有效疫苗，当前可以通过由3种或3种以上抗逆转录病毒药物组成的抗逆转录病毒联合疗法抑制艾滋病病毒。治疗目标是最大限度和持久地降低患者体内的病毒载量，使其获得免疫功能重建并维持免疫功能，同时降低HIV相关的发病率和死亡率。

艾滋病的治疗属于综合治疗，包括一般治疗、抗病毒治疗、恢复或改善免疫功能的治疗及机会性感染和恶性肿瘤的治疗。

## 图说 艾滋病

HIV的隐蔽性很强，进入人体后，在血液和淋巴液中，HIV会很快挑选出合适的白细胞作为自己的载体，在被白细胞识别前，就将自己锁定在载体上。

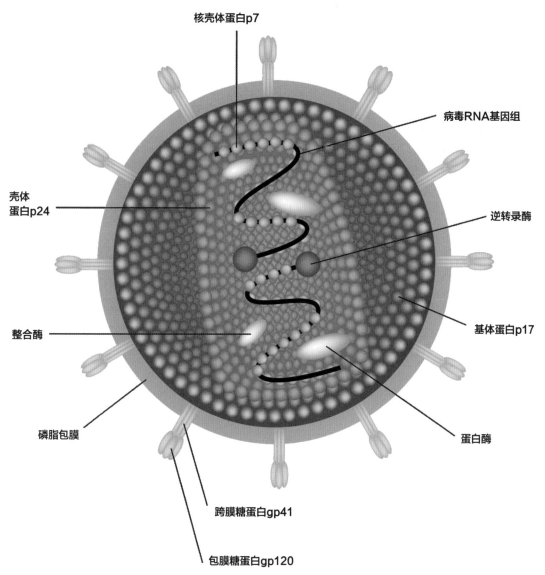

核壳体蛋白p7

病毒RNA基因组

壳体蛋白p24

逆转录酶

整合酶

基体蛋白p17

磷脂包膜

蛋白酶

跨膜糖蛋白gp41

包膜糖蛋白gp120

**HIV的基本结构**

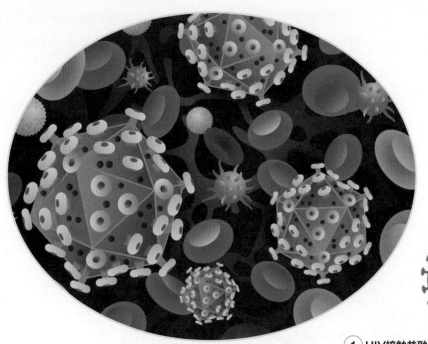

**HIV 感染血液中的T淋巴细胞**

① HIV接触并融合到被感染的细胞的表面。

　　进入人体约2小时，HIV首先挑选的"受害者"是一种T淋巴细胞，这种细胞是一种体积较小的白细胞。它的表面带CD4蛋白，HIV会利用自己的遗传物质（RNA基因组）将自己永久地嵌入到T淋巴细胞的染色体（DNA）上，从此HIV与这个白细胞就联合成一体了。

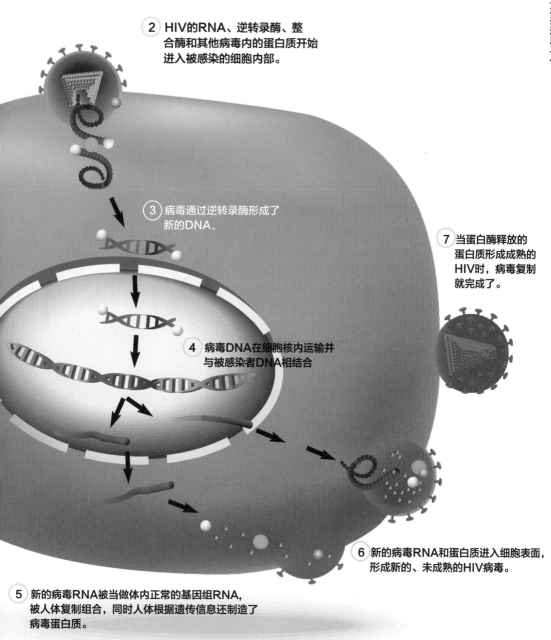

2 HIV的RNA、逆转录酶、整合酶和其他病毒内的蛋白质开始进入被感染的细胞内部。

3 病毒通过逆转录酶形成了新的DNA。

7 当蛋白酶释放的蛋白质形成成熟的HIV时，病毒复制就完成了。

4 病毒DNA在细胞核内运输并与被感染者DNA相结合

6 新的病毒RNA和蛋白质进入细胞表面，形成新的、未成熟的HIV病毒。

5 新的病毒RNA被当做体内正常的基因组RNA，被人体复制组合，同时人体根据遗传信息还制造了病毒蛋白质。

## HIV的复制过程

　　HIV还可以从T淋巴细胞转移到巨噬细胞上。巨噬细胞是一种多功能的免疫细胞，它遍布全身。这样只需要48个小时，HIV就顺利地传遍全身了。

　　**在接触到感染者的体液后的72小时内，如果及时服用HIV阻断药物，还是有希望阻断HIV的。**越早服药，就能越早阻断HIV，感染的概率就越低。

**药物阻断HIV**
**逆转录酶工作**

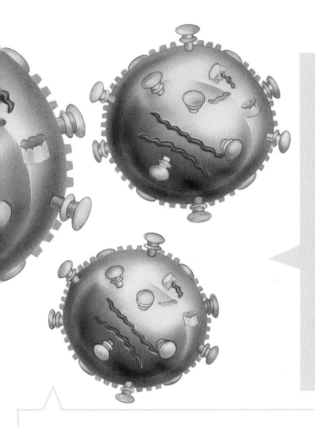

感染HIV 2~12周，如果去检查，医院可能无法检查到感染者体内是否有HIV，这段时间就叫**窗口期**。

如果没有在72小时内服用HIV阻断药物，HIV就会不断复制，不断攻击体内的免疫系统。这段时期被称为**急性期**，因为免疫系统还在积极与HIV进行抗争，身体对外界的抵抗力就随之变弱，人就容易得病，可能会出现淋巴结肿大、皮炎、发热等症状。

但是经过这段急性期，被感染者的身体看上去可能就像健康人一样。这段貌似健康的时期可能会长达十几年，被称为**潜伏期**。事实上，这段时期可能是HIV最活跃的时期，传染性很强。如果被感染者这个时候再与他人发生性关系或者是与他人发生其他的体液接触，就很可能再次将HIV传播给他人。

十几年过去了，在与HIV的斗争中，艾滋病患者的免疫系统会彻底败下阵来。即将迎来HIV感染的最终阶段——艾滋病阶段。此时，患者对于外界已经完全没有了抵抗能力，各种病毒、细菌和真菌都可以轻而易举地侵袭身体。吃一份不干净的食物，可能会腹泻两个月；遇上轻微的流感病毒，可能会发热一个月。如果不小心感染上了丙肝病毒等烈性病毒，那就更严重了。患者往往先是患上肝炎，再进一步发展为恶性肿瘤，最终死亡。

而这一切的开始，原本是可以避免的，一个"安全套"就能有效阻止体液交换，让HIV在外界环境中无息灭亡。事后紧急的72小时HIV阻断药，也可以在HIV在人体内肆虐前，有效地将其杀死。

如果，万一不小心感染了，千万别放弃希望。在我国，艾滋病抗病毒治疗药物是免费的，只要严格遵守医嘱，按时服药，保持乐观心态，不仅能长时间维持健康、正常的生活，更有可能等来技术的革新，等到人类彻底打败HIV的一天。

## 2019世界艾滋病日中国主题
——社区动员防艾，健康中国我行动

**艾滋病
小知识**

### 世界艾滋病日

为提高人们对艾滋病的认识，世界卫生组织于1988年1月将每年的12月1日定为世界艾滋病日，号召世界各国和国际组织在这一天举办相关活动，宣传和普及预防艾滋病的知识。它的标志是红绸带，传达出将世界人民紧紧联系在一起，共同抗击艾滋病的含义。

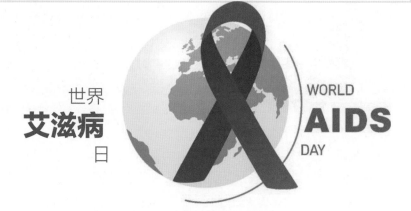

### 世界上第一位被治愈的艾滋病患者

蒂莫西·雷·布朗是一名美国白血病患者，并同时患有艾滋病。2007年他来到柏林找到了修特医生。这位专攻血液病的医生建议他先治疗白血病，并对他进行骨髓移植。结果却出人意料，经过3年多的临床观察，这次移植同时治愈了布朗的艾滋病。原来，骨髓捐献者的配型不仅非常吻合，而且骨髓中还有一种能天然抵御艾滋病病毒的变异基因CCR5。这种变异基因只存在于少数北欧人体内。

此后，医院又找到6名同时患有艾滋病和白血病的患者，并按照相同步骤为他们移植了带有变异基因的骨髓。然而都没成功，这几名患者要么死于白血病，要么死于干细胞移植引起的并发症，相同点是艾滋病毒仍留在体内。

至今，布朗仍是世界上第一位，也是目前唯一一位被治愈的艾滋病患者。

# 06 病毒性肝炎
# 甲型肝炎：需要呵护的"小心肝"

甲型肝炎是甲型病毒性肝炎的简称，是由甲型肝炎病毒（HAV）引起的，以肝脏炎症病变为主的传染病，主要表现为急性肝炎，无症状感染者常见。成人甲肝的临床症状一般比儿童的症状重。冬春季节是甲肝发病的高峰期。本病病程呈自限性，无慢性化，病后免疫力比较持久，引起急性重型肝炎者极为少见，随着灭活疫苗在全世界的使用，甲型肝炎的流行已得到有效的控制。

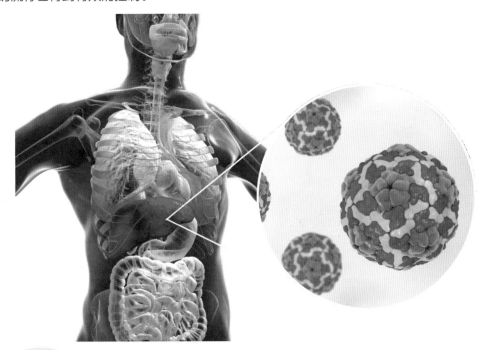

## 病原体

甲型肝炎病毒为小RNA病毒科嗜肝病毒属。病毒呈球形，直径约为27nm。无囊膜。衣壳由60个壳微粒组成，呈20面体立体对称，有HAV的特异性抗原(HAVAg)。在病毒的核心部位，为单股正链RNA。除决定病毒的遗传特性外，兼具信使RNA的功能，也具有传染性。

## 传染源

主要为急性期患者及隐性感染者。

## 易感人群

普遍易感，主要为儿童和青少年。

## 传播途径

**水和食物传播**

主要经消化道传播，其中粪-口传播是主要途径，包括近年受到重视的男-男同性恋性行为。水源或食物严重污染亦可导致暴发流行。

**接触性传播**

日常生活接触多引起散发性发病。输血后甲型肝炎极为罕见，但近年经注射吸毒方式传播报道日益增多。

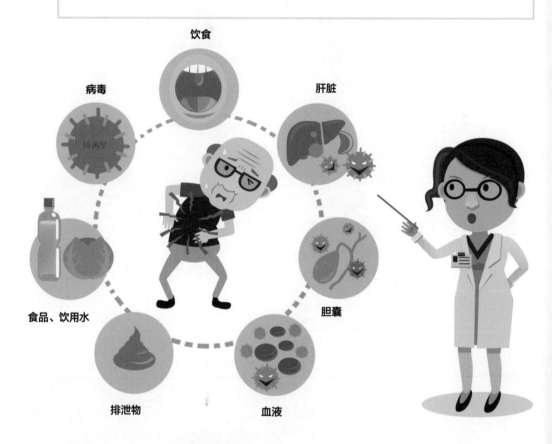

病毒
饮食
肝脏
食品、饮用水
胆囊
排泄物
血液

## 症状

**急性黄疸型**

起病急，身体发热，乏力、食欲不振、腹泻、尿色加深等症状。皮肤、巩膜有不同程度黄染，肝区隐痛，尿色进一步加深。

**急性淤胆型**

此型特点是肝内胆汁淤积性黄疸持续较久，消化道症状轻，肝实质损害表现不明显，而黄疸很严重。

## 治疗原则

甲型肝炎是自限性疾病，尚无有效抗病毒疗法治疗，以一般及支持治疗为主，辅以适当药物。充分休息，避免疲劳，防止发生重型肝炎。饮食清淡，补充足够热量和维生素。注意保肝、抗氧化药物治疗。另外应禁酒、禁用可能损伤肝脏的药物。急性黄疸型肝炎宜住院隔离治疗，隔离期满后，临床症状消失。

## 预防

1 管理传染源，早发现、早隔离。隔离期自发病日算起共3周。在患者隔离后要对其居住、活动频繁地区尽早进行消毒。在人群密集场所，应对接触者进行医学观察45日。

2 切断传播途径。提高个人及集体卫生水平，实行分餐制，养成餐前便后洗手习惯，餐具消毒，加强水源、饮食、粪便的卫生管理。

3 保护易感人群。对有甲型肝炎密切接触史的易感者，以人血丙种球蛋白进行预防注射可获短期保护效果，注射时间越早越好，不宜迟于接触后2周。还可以接种甲肝疫苗预防，接种后抗—HAV抗体阳转率为100%。抗—HAV抗体至少可持续20年，不会有反复的可能性。

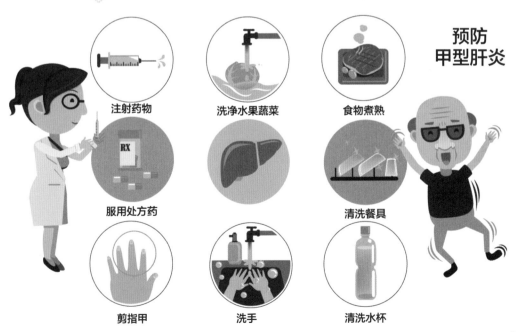

预防
甲型肝炎

注射药物　　洗净水果蔬菜　　食物煮熟

服用处方药　　　　　　　　清洗餐具

剪指甲　　　洗手　　　清洗水杯

# 乙型肝炎：
## 谈之色变的疾病

乙肝是由乙肝病毒引起的传染病，感染乙肝病毒后，容易形成慢性感染状态，对肝脏造成持续性损伤，儿童早期感染后，约25%在成年时会发展成为慢性感染，并最终死于肝癌或肝硬化。乙型肝炎可以通过安全、有效的疫苗来预防。在我国，新生儿乙肝疫苗接种已经纳入国家免疫规划管理，免费接种。

乙型肝炎潜伏期长，潜伏期在45~160天，平均120天，总病程2~4个月。

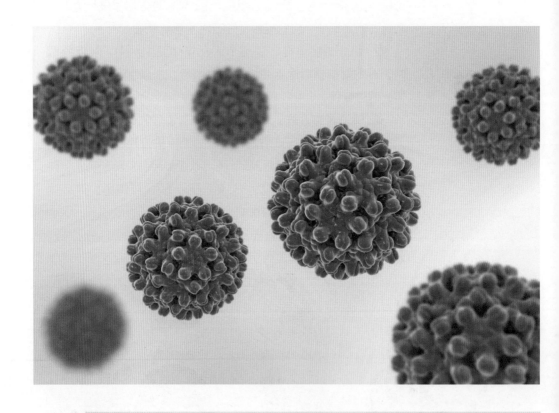

**病原体**

乙肝病毒是一种DNA病毒，属于嗜肝DNA病毒科。完整的乙肝病毒成颗粒状，也会被称为丹娜颗粒（Dane）。基因为部分双链环状DNA。HBV 的抵抗力较强，但65℃10 小时、煮沸10 分钟或高压蒸汽均可灭活HBV。含氯制剂、环氧乙烷、戊二醛、过氧乙酸和碘伏等也有较好的灭活效果。

# 乙型肝炎病毒

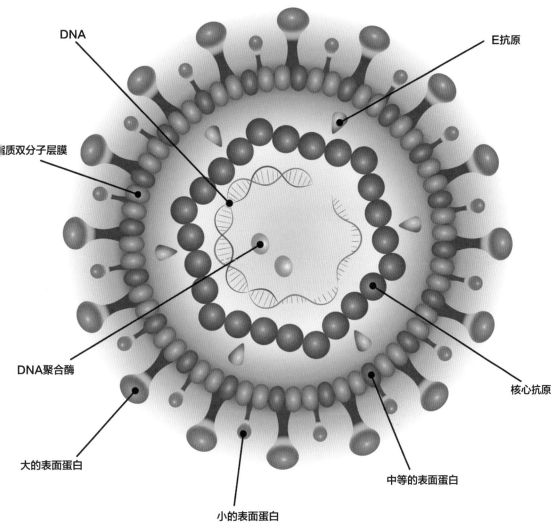

DNA

E抗原

脂质双分子层膜

DNA聚合酶

核心抗原

大的表面蛋白

中等的表面蛋白

小的表面蛋白

## 传染源

急性肝炎患者、慢性肝炎患者和乙型肝炎病毒携带者。

## 易感人群

新生儿、婴幼儿、青少年及与乙肝患者密切接触的成人。

## 传播途径

血液传播、母婴传播、性传播、医源性传播。

## 症状与类型

**类型**

### 急性肝炎

有急性黄疸型肝炎和急性无黄疸型肝炎两种，急性黄疸型肝炎，在前期有畏寒、发热、乏力、食欲不振、恶心等症状，持续一周左右。随后热退，巩膜、皮肤黄染，黄疸出现而自觉症状有所好转。持续2~6天后，症状减轻，黄疸逐渐消退，肝功能恢复正常。

**类型**

### 慢性肝炎

常见症状为乏力、身体不适、肝区不适或疼痛、腹胀、低热，体征为面色晦暗、巩膜黄染等。

## 治疗原则

### 急性乙型肝炎

对急性乙型肝炎没有特定的治疗。护理的目的保持身体舒适和适当的营养平衡，对有呕吐和腹泻症状的患者补充水分。

### 慢性乙型肝炎

治疗的总体目标是：最大限度地长期抑制或消除乙肝病毒，减轻肝细胞炎症坏死及肝纤维化，延缓和阻止疾病进展，减少和防止肝脏失代偿、肝硬化、肝细胞癌及其并发症的发生，从而改善生活质量和存活时间。

肝硬化患者有时要接受肝移植，不是都能够成功。肝癌几乎总是致命的，而且特征是在人们最具生产力以及承担家庭责任的年龄发生。

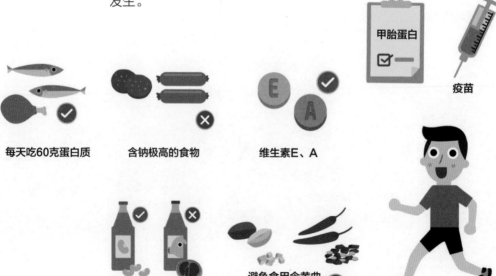

甲胎蛋白

疫苗

每天吃60克蛋白质

含钠极高的食物

维生素E、A

少喝酒精类饮料

避免食用含黄曲霉毒素的食物

## 预 防

对乙型病毒性肝炎要尽早发现、早诊断、早隔离、早报告、早治疗及早处理，以防止流行。

① 所有婴儿应接受乙型肝炎疫苗，按照0、1、6月龄免疫程序全程接种3针。

② 新生儿出生24小时内接种，接种越早，效果越好。

完成规定的疫苗接种后，95%以上的婴儿、儿童、青壮年都可产生保护性抗体。保护期至少持续20年，甚至是终生。

## 乙肝小知识

# 关于乙肝的四个误区

### 误区一 乙肝会遗传

乙肝是一种病毒感染性疾病，具有传染性，但不具有遗传性。血液传播、母婴传播和性传播是乙肝的传播途径。一般来说，孕妇携带乙肝病毒容易从产道对胎儿产生垂直传播，孩子传染概率较大。但父亲患乙肝并不会使孩子遗传乙肝。

### 误区二 乙肝妈妈的孩子一定会得乙肝

其实不一定。如果孕妇患有乙肝，在怀孕期间或在分娩的过程中有可能将病毒传染给胎儿。但想要生下来的孩子不患上乙肝，孕妇可在怀孕6个月左右，前往正规医院进行乙肝病毒DNA检测和肝功能检查。如果检测出的各项指标正常，到医院进行乙肝病毒母婴阻断，可避免乙肝病毒传染给孩子。

### 误区三 跟乙肝患者共餐，易患乙肝

仍然要明白乙肝的三大传播途径，正常的接触并不会导致感染。乙肝病毒本身不通过消化道和呼吸道传播，尚未出现因共餐导致传染乙肝的报道，即使乙肝病毒通过消化道进入人体，经过胃酸以及肠胃消化的综合作用，乙肝早已不具传染性，因此不必担心会被传染。

### 误区四 乙肝患者不可以结婚

乙肝病毒携带者是可以结婚的。不过要做好相应的预防措施。如果夫妻双方只有一方为乙肝患者或乙肝病毒携带者，可前往医院接种疫苗。接种乙肝疫苗后，其保护率可达到90%~95%。

# 丙型肝炎：
## 低调的慢性杀手

丙型肝炎是一种由感染丙型肝炎病毒所引起的病毒性肝炎，简称丙肝。感染丙型肝炎肝病毒后，部分人会出现急性肝炎的症状，感染丙型肝炎病毒25~30年后，有5%~25%的人会发生肝硬化，部分肝硬化患者发生肝癌。

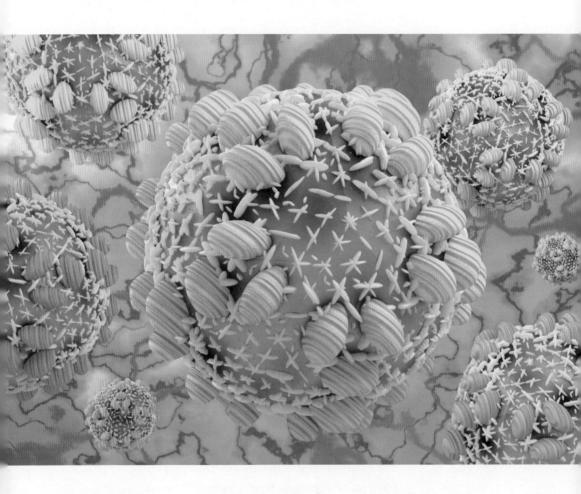

**病原体**

丙型肝炎病毒（HCV）体呈球形，直径小于80nm。为单股正链RNA病毒，易变异，在核衣壳外包绕含脂质的囊膜，囊膜上有刺突。黑猩猩可感染HCV，但症状较轻。HCV对一般化学消毒剂敏感，100℃ 5分钟或60℃ 10小时，高压蒸气和甲醛熏蒸等均可灭活病毒。

# 传染源

急性临床型和无症状的亚临床患者，慢性患者和病毒携带者。

# 易感人群

普遍易感，主要为青壮年。

**传播途径**

## 接触性传播

①血液传播。经输血和血制品传播以及经破损的皮肤和黏膜传播，后者是目前最主要的传播方式。在某些地区，因静脉注射毒品导致HCV传播占60%～90%。

②性传播。不健康不正当的性行为会导致感染。

③母婴传播，这也是主要的传染方式。

血液传播

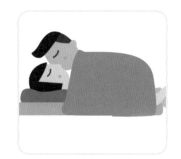

性传播

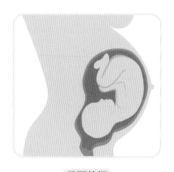

母婴传播

**症状**

①急性丙型病毒性肝炎。会出现恶心、食欲不振、四肢乏力、尿黄眼黄等现象。症状相对较轻。在不进行抗病毒治疗干预的情况下，85%的患者会发展为慢性丙型病毒肝炎。

②慢性丙型病毒性肝炎。症状较轻，主要表现有容易疲劳、食欲欠佳、腹胀等。

③肝硬化。感染HCV长达20~30年有10%~20%的患者可发展为肝硬化。

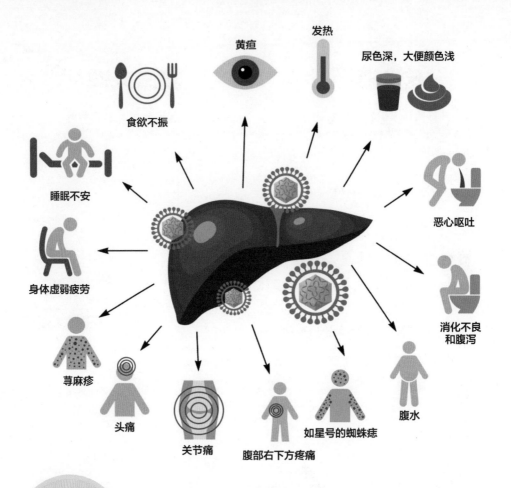

食欲不振

黄疸

发热

尿色深，大便颜色浅

睡眠不安

恶心呕吐

身体虚弱疲劳

消化不良和腹泻

荨麻疹

头痛

关节痛

腹部右下方疼痛

如星号的蜘蛛痣

腹水

**治疗原则**

抗病毒治疗的目的是消除或持续抑制体内的HCV，以改善或减轻肝损害，阻止进展为肝硬化、肝衰竭或肝癌并提高患者的生活质量。只有确诊为血清丙肝病毒RNA阳性的丙型病毒性肝炎患者才需要抗病毒治疗。

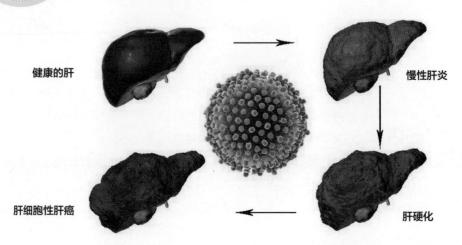

健康的肝

慢性肝炎

肝细胞性肝癌

肝硬化

## 预防

1 接触患者血液及体液时应戴手套。
2 在性活动时使用安全套。
3 不共用剃须刀及牙具。
4 确保理发用具、穿刺和文身等用具均严格消毒。
5 如果携带丙型肝炎病毒，不要去献血。

## 丙肝 小常识

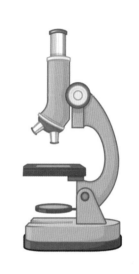

### 常识一　日常生活接触包括吃饭、握手、拥抱等不会传播丙肝

接吻、拥抱、喷嚏、咳嗽、食物、饮水、共用餐具和水杯，无皮肤破损及其他无血液暴露的接触一般不传播HCV。

丙型肝炎与艾滋病的传播途径基本相似，一般通过血液、性接触和母婴三种途径传播。

血液传播是丙肝最主要的传播途径，所以在一起吃饭、握手、拥抱并不会染上病毒。

### 常识二　目前没有可以预防丙肝的疫苗

和艾滋病一样，目前没有可以预防丙肝的疫苗，但是可以通过一系列有效的手段去预防。

### 常识三　HCV抗体检测阳性不一定就是得了丙肝

确诊丙肝的主要依据是血清中丙肝病毒核酸（HCV RNA）呈阳性。如果只是单纯的丙肝病毒抗体阳性，说明曾经感染过丙肝病毒，但机体已经清除了丙肝病毒。所以HCV抗体检测阳性不等于就是得了丙肝。

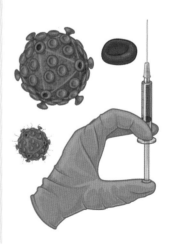

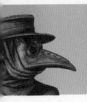

# 附：丁型肝炎

丁型肝炎是指由丁型肝炎病毒感染引起的肝炎，现已证明丁型病毒性肝炎存在及复制依赖于乙型肝炎的病毒。

**丁型肝炎病毒的病毒粒子示意图**

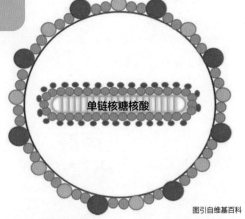

单链核糖核酸

图引自维基百科

- 小型乙型肝炎病毒表面抗原粒子
- 中型乙型肝炎病毒表面抗原粒子
- 大型乙型肝炎病毒表面抗原粒子
- 大型丁型肝炎病毒抗原粒子
- 小型丁型肝炎病毒抗原粒子

## 传染源

急性或慢性丁型肝炎患者和病毒携带者。

## 传播途径

丁型肝炎病毒传播途径与乙肝相似，主要包括血液传播、母婴垂直传播和性接触传播。

## 治疗原则

目前还没有直接抗HDV的明确有效的临床治疗药物，治疗一般以支持治疗为主，严重肝损伤的患者考虑肝脏移植。

## 预防

由于丁肝和乙肝存在共同感染的情况，目前提高乙肝疫苗的接种率被认为是预防丁型肝炎最有效的措施。

# 戊型肝炎：
## 被忽视的肝炎

　　戊型肝炎全称戊型病毒性肝炎，是指由戊肝病毒引起的一个肝脏炎性病变，主要见于亚洲和非洲的一些发展中国家。其流行特点似甲型肝炎，但由于戊肝病毒发现晚，戊肝检测未普及等原因，戊肝疫情被低估，对比其他肝炎，戊型肝炎则更像是"被忽视的肝炎"。2012年由厦门大学科研人员研制的全球首个戊肝疫苗成功上市。

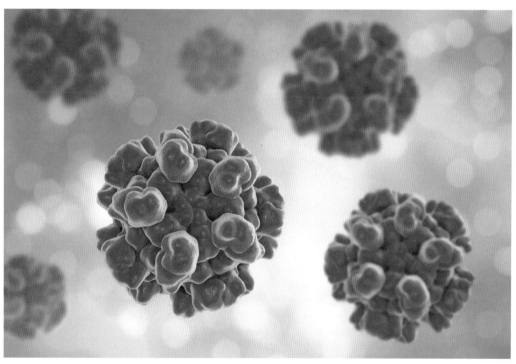

## 病原体

　　戊型肝炎的病原体为戊型肝炎病毒（HEV），随患者粪便排出。戊型肝炎病毒（HEV）为无包膜的球状颗粒。HEV对外界环境抵抗力不强。

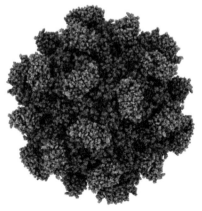

## 传染源

戊肝的传染源主要是患者及隐性感染者。

## 易感人群

以青壮年为主，孕妇易感性较高，病情重且病死率高。

## 传播途径

经粪—口途径传播。以水型流行最常见，少数为食物型暴发或日常生活接触传播。

### 病毒传播过程

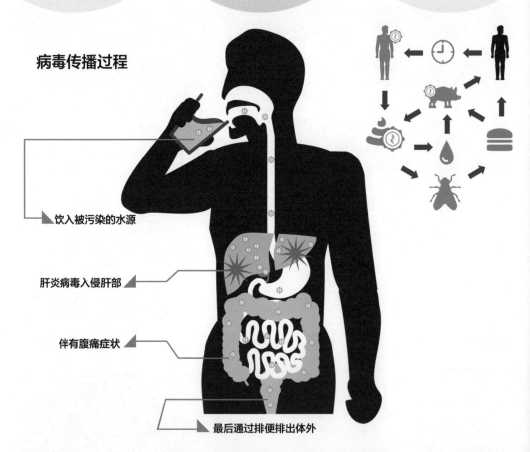

饮入被污染的水源

肝炎病毒入侵肝部

伴有腹痛症状

最后通过排便排出体外

## 症 状

最初几天出现发低热、厌食、恶心和呕吐；有些人可能会有腹痛、瘙痒。肝脏轻微肿大，有压痛。戊肝的这些症状与其他肝病的症状往往很难区别，持续时间通常为1~6周。

在罕见情况下，急性戊肝可以很严重，会造成重型肝炎；这些患者面临死亡风险。孕妇感染戊肝病毒病情重，易发生肝功能衰竭，尤其妊娠晚期病死率高，可见流产与死胎。

**预防**

接种戊肝疫苗可有效预防戊肝的感染和传播。6岁及以上易感人群均应接种。

**治疗原则**

戊型肝炎尚无特异的治疗药物和方法，预防是最有效的控制方法。

急性戊型肝炎多为自限性，一般可完全康复。

## 对肝有益的营养素

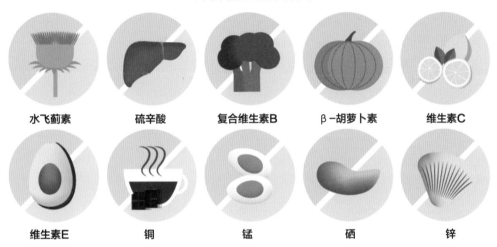

| 水飞蓟素 | 硫辛酸 | 复合维生素B | β-胡萝卜素 | 维生素C |
| 维生素E | 铜 | 锰 | 硒 | 锌 |

**历史事件**

### 世界肝炎日

7月28日为世界肝炎日，第一届世界肝炎认知日宣传活动定于2004年10月1日在比利时布鲁塞尔举行，其主题是"与你同行"，主要目的是向公众、医务界、政府人员宣传有关丙型肝炎的预防、筛查和治疗知识。

7月28日是已故诺贝尔奖得主巴鲁克·布隆伯格的诞辰日，为纪念这位乙肝病毒发现者，世界卫生组织2010年5月决定，从2011年开始将每年的世界肝炎日从5月19日变更为7月28日。

### 世界上首次有记载的戊型肝炎

戊型肝炎以前被称为肠道传播的非甲非乙型肝炎，在1989年才被正式命名为戊型肝炎。世界上首次有记载的戊型肝炎流行发生于1955~1956年印度新德里，一共发生了97000多例，是由水源被粪便污染引起的。

# 07 脊髓灰质炎
## 儿童的恐怖阴影

脊髓灰质炎，又名小儿麻痹症，是由脊髓灰质炎病毒引起的一种急性传染病。我国定为乙类传染病。

这是一种严重危害儿童健康的急性传染病，脊髓灰质炎病毒为嗜神经病毒，主要侵犯中枢神经系统的运动神经细胞，以脊髓前角运动神经元损害为主。患者多为1～6岁儿童，主要症状是发热，全身不适，严重时肢体疼痛，发生分布不规则和轻重不等的弛缓性瘫痪，俗称小儿麻痹症。

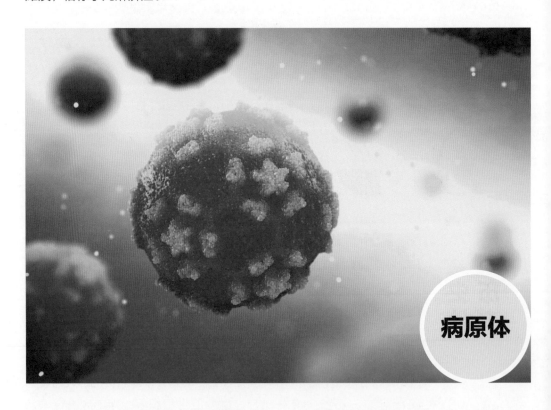

病原体

脊髓灰质炎病毒属于微小核糖核酸（RNA）病毒科的肠道病毒属。呈球形颗粒相对较小，直径20～30nm，呈立体对称20面体。病毒颗粒中心为单股正链核糖核酸，外围60个衣壳微粒，形成外层衣壳，此种病毒核衣壳体裸露无囊膜。

在自然环境中生命力较强，在粪便及污水中可存活数月，-70℃可长期保存。在酸性环境中较稳定，对胃酸及胆汁抵抗力较强。高锰酸钾、双氧水、漂白粉等氧化剂可使其灭活。对紫外线、干燥、热敏感。

# 传染源

受污染的食物和水，脊灰患者和脊髓灰质炎病毒隐性感染者。

# 易感人群

普遍易感，主要为1～6岁儿童易感。

## 传播途径

### 水和食物传播

粪口传播是脊髓灰质炎传播的主要方式。病毒通过受污染的食物和水传播，经口腔进入体内并在肠道内繁殖。

### 接触性传播

易感者与脊灰患者和脊灰病毒隐性感染者的密切生活接触传播，如粪便、污染的水、食物、手和用具等，其次，在发病早期，咽部排出的病毒可经飞沫传播。

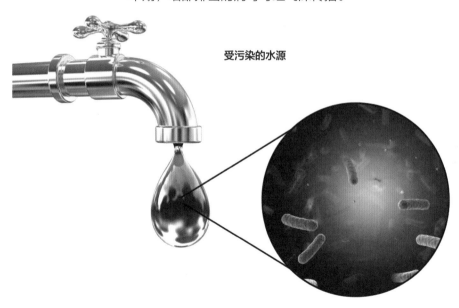

受污染的水源

本病潜伏期为3～35天，可分为多种类型：①隐性感染型；②顿挫型；③无瘫痪型；④瘫痪型。

脊髓灰质炎患者临床表现多样，不同临床分型之间的症状有很大差异。从无症状的隐性感染，到病情较轻时的仅有发热、头痛、咽痛、倦怠、食欲减退等非特性流感样表现，到病情严重时的不对称性弛缓性瘫痪，甚至呼吸肌麻痹，可危及生命。

## 症状

### 口服疫苗

对所有小儿均应口服脊髓灰质炎减毒活疫苗进行主动免疫。基础免疫自出生后2个月开始，儿童2、3、4月龄各服1次，4岁再服一次加强免疫。我国从2016年5月1日起执行脊髓灰质炎疫苗"1剂IPV+3剂bOPV"免疫程序。

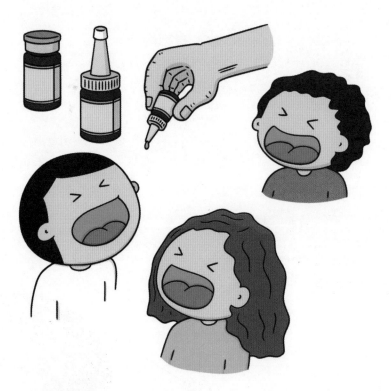

### 被动免疫

未服用疫苗而与患者密切接触的小于5岁的小儿和先天性免疫缺陷的儿童应及早注射免疫球蛋白，每次0.3～0.5ml/kg，每日一次，连用2日，可防止发病或减轻症状。

脊髓灰质炎目前尚无药物可控制瘫痪的发生和发展，主要是对症处理和支持治疗。

治疗原则一般是减轻恐惧，减少骨骼畸形，预防及处理并发症，康复治疗。

治 疗
原 则

## "糖丸爷爷" 顾方舟制药的故事

### 神奇的 "糖丸"

**脊髓灰质炎 历史事件**

小时候去卫生站打预防针，医生会给一颗奶白色的糖给小孩子吃，那时候多希望医生能多给几颗糖吃。可是你知道吗？那并不是普通的糖！

那是一颗小儿麻痹症活疫苗糖丸，是国家免疫规划的第一类疫苗，用于预防脊髓灰质炎。它的研制者，正是顾方舟，大家称他为 "糖丸爷爷"。

1955年，从江苏南通开始，脊髓灰质炎突然在全国大范围传染开来。

在2016年，神奇的 "糖丸" 完成了它的历史使命，被新疫苗取代，从此退出了历史舞台。

如今，顾方舟老先生载誉而去，许许多多儿童的健康甚至生命因他得到保全。

## 研制过程

1957年，顾方舟开始进行脊髓灰质炎研究工作，他带领了一个研究小组，从患者的粪便中分离出脊髓灰质炎病毒。当时国际上已经研制出脊髓灰质炎的疫苗，疫苗分为活疫苗和死疫苗两种，死疫苗安全低效但是价格昂贵，活疫苗便宜高效，但是安全性存在疑问。顾方舟根据我国当时的国情和经济基础判断，建议研发活疫苗，卫生部采纳了顾方舟的建议，成立了脊髓灰质炎活疫苗研究小组，进行脊髓灰质炎疫苗的研究工作。

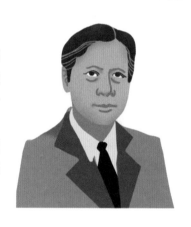

按照顾方舟设计的方案，临床试验分为Ⅰ、Ⅱ、Ⅲ期。Ⅰ、Ⅱ期临床试验是安全性和药效的初步评价。1960年顾方舟完成了Ⅰ、Ⅱ期临床试验，2000人份的疫苗在北京投放，结果表明疫苗安全有效。Ⅲ期临床试验，是对疫苗的最终大考——流行病学检测。顾方舟在北京、天津、上海、青岛、沈阳等大城市对更大量的人群展开了试验。近一年的密切监测表明，各市脊髓灰质炎的发病率明显降低。Ⅲ期临床试验的圆满成功，表明顾方舟研究的疫苗可以投入生产，给全国儿童服用了。

# 08 人感染高致病性禽流感
## 警惕野生活禽的潜在危险

人感染高致病性禽流感，是由甲型H5N1禽流感病毒引起的急性呼吸道传染病。考虑到人类对禽流感病毒普遍缺乏免疫力，人类感染甲型H5N1型禽流感病毒后的高病死率以及可能出现的病毒变异等，世界卫生组织认为该疾病可能是对人类存在潜在威胁最大的疾病之一。本病属于乙类传染病，采取甲类传染病的预防控制措施。

## 病原体

本病的病原体一般指甲型H5N1流感病毒，这是一种RNA病毒，属于高致病性禽流感病毒，起源于家禽和野生鸟类，可以通过接触染病的禽类或其粪便以及被污染的环境而感染人，但是不容易在人与人之间传播。

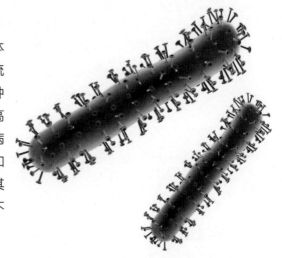

## 传染源

其传染源主要是鸡、鸭，特别是感染了H5N1病毒的鸡。目前没有人与人之间传播的确切证据。

## 易感人群

人类并不易感。尽管任何年龄均可被感染，但已发现的病例中，13岁以下儿童所占比例较高，病情较重。

## 传播途径

### 空气传播

禽流感病毒可以通过空气传播，候鸟的迁徙可将禽流感病毒从一个地方传播到另一个地方。

### 密切接触传播

一种是通过禽鸟或其污染物直接传到人，比如接触染病的活鸟或死鸟，接触其粪便，以及接触受到污染的活禽市场。

另一种是通过中间宿主，例如猪，从而传到人类。

## 症状

人类感染甲型H5N1禽流感病毒的潜伏期平均为2~5天，并可多达17天。

许多患者感染甲型H5N1病毒后，病况发展迅速。常见的初期症状为高热和咳嗽。据报告，还有可能出现累及下呼吸道的症状和体征，包括呼吸困难或气短。

其他患者的临床病程报告中也出现过腹泻、呕吐、腹痛、鼻出血或牙龈出血及胸痛等其他症状。感染的并发症包括低氧血症、多器官功能障碍以及继发细菌和真菌感染。

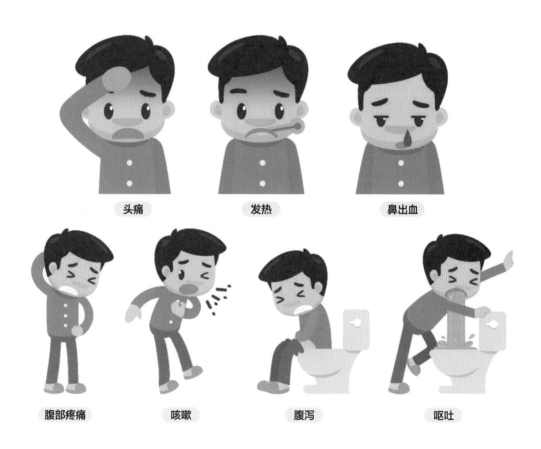

头痛　　　　发热　　　　鼻出血

腹部疼痛　　咳嗽　　腹泻　　呕吐

## 治疗原则

患者应充分休息，多饮水。支援性治疗可缓解病症。若出现流感样病征，如持续高热或呼吸急促等症状，应尽快求诊。治疗主要以早期抗病毒和及时呼吸支持等对症治疗为主，重症患者应当送入ICU病房进行救治。应该加强对密切接触禽类人员的监测。可采用中医药方法辨证施治。

## 预 防

1 避免接触家禽、雀鸟、动物或其粪便，沾有粪便的蛋需要清洗干净并立刻烹煮。处理家禽或蛋时切勿触摸口、鼻或眼睛，之后必须用消毒用品和清水彻底洗手。要彻底煮熟肉和蛋。

2 保持良好的个人卫生，经常保持双手清洁；打喷嚏或咳嗽时应用纸巾掩盖口鼻，把用过的纸巾弃置于有盖垃圾箱内，然后彻底清洁双手。

3 保持均衡饮食、恒常运动、充足休息、不要吸烟和避免饮酒，以建立良好身体抵抗力。

4 保持良好的环境卫生，做好消毒工作。

5 保持室内空气流通。避免前往人多挤逼或空气流通不佳的地方。

6 疫苗接种。目前要预防H5N1型病毒，需要接种人H5N1禽流感病毒疫苗。这种疫苗是通过H5N1原型的病毒株作为研制疫苗用病毒株而研发出来的，在全球范围内都有一定的认可度。

## 禽流感日常知识

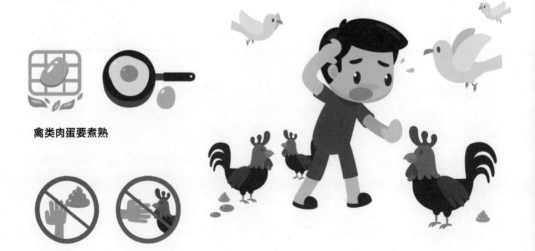

禽类肉蛋要煮熟

# 09 甲型H7N9禽流感病毒
## 恐怖的新亚型流感病毒

　　人感染H7N9禽流感被我国列为乙类传染病。它是由甲型H7N9型禽流感病毒引起的急性呼吸道传播疾病。该病毒之前仅在禽类中发现，未发现过人的感染情况，目前仍没有人传人的证据。人感染H7N9禽流感病毒表现为呼吸道感染导致的重症肺炎，死亡率较高，目前国内外还没有针对H7N9禽流感病毒的疫苗。

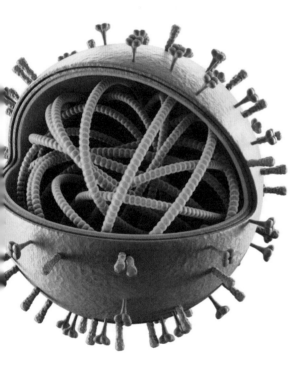

## 病原体

　　甲型H7N9禽流感病毒是本病病原体。

　　流感病毒可分为甲（A）、乙（B）、丙（C）三型。甲型流感病毒颗粒呈多形性，其中球形直径80~120nm，有囊膜。依据流感病毒血凝素蛋白（HA）的不同分为1~16种亚型，根据病毒神经氨酸酶蛋白（NA）的不同可分为1~9种亚型。甲型可分为HxNx共144种流感病毒，H7N9禽流感病毒是其中一种。既往仅在禽类间发现。

　　甲型H7N9禽流感病毒65℃加热30分钟或100℃加热2分钟以上即可灭活。

## 传染源

　　传染源可能为携带H7N9禽流感病毒的家禽及其排泄物、分泌物。

## 易感人群

　　从事禽类养殖、销售、宰杀、加工业者及在发病前一周内接触过禽类的人群，还有年老体弱者，特别是患有基础病的居民。活禽市场暴露是人感染H7N9禽流感发病的危险因素。

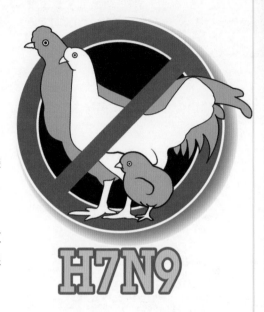

## 传播途径

**接触性传播**

皮肤黏膜接触病死的鸡鸭鹅及鸟类的分泌物和排泄物能传播本病。

**水和食物传播**

受病毒污染的物品和水等也会导致感染。除上述传播途径外，不排除有限的非持续的人与人之间传播。

## 症状

患者一般表现为流感样症状，如发热、咳嗽、少痰，可伴有头痛、肌肉酸痛、腹泻等全身症状。重症患者发病迅速，多3~7天出现重症肺炎。重症患者预后差。

## 预防

① 加强体育锻炼，注意休息，避免过度劳累，营养膳食，增强抵抗力。

② 尽可能减少与禽类不必要的接触，尤其是抵抗力弱的老人与儿童；购买时选择经过检疫、加工的禽肉制品。

③ 养成良好的个人卫生习惯，勤洗手，特别是接触过禽类，要用消毒用品和流动的清水彻底清洁双手；打喷嚏或咳嗽时用手肘掩住口鼻，注意室内空气的流通情况，保证良好通风。

④ 注意饮食卫生，特别是吃禽肉要煮熟、煮透，食用鸡蛋时蛋壳应用流水清洗，应加热充分，不吃生的或半生的鸡蛋。

⑤ 若出现发热、头痛、咳嗽等症状时，戴上口罩，尽快就医，并主动告诉医生是否有禽类接触史。

**保持卫生
做好病毒防护**

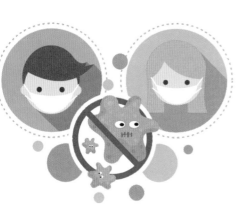

**保持食物新鲜并彻底煮熟**

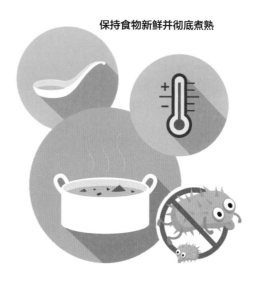

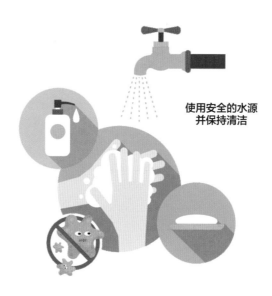

**使用安全的水源
并保持清洁**

**治疗
原则**

　　甲型H7N9型禽流感病毒属于高致病性的禽流感病毒，抗病毒药物可以有效地抑制禽流感病毒，因此人群在感染禽流感病毒或疑似禽流感病毒感染时，应尽早隔离，对症治疗，尽早应用抗流感病毒药物进行治疗。加强支持治疗，预防并发症。

### 基因来源

2013年4月初，中国科学院病原微生物与免疫学重点实验室对甲型H7N9禽流感病毒进行基因溯源研究显示，甲型H7N9禽流感病毒基因来自于东亚地区野鸟和中国上海、浙江、江苏鸡群的基因重配。而病毒自身基因变异可能是甲型H7N9型禽流感病毒感染人并导致高死亡率的原因。

### H7N9病毒与H1N1、H5N1病毒

这三种病毒都是甲型流感病毒，但它们有着明显区别。H7N9和H5N1被认为是动物流感病毒，只是偶尔会感染人类。而H1N1病毒可以分为通常感染人类与通常感染动物的两种。

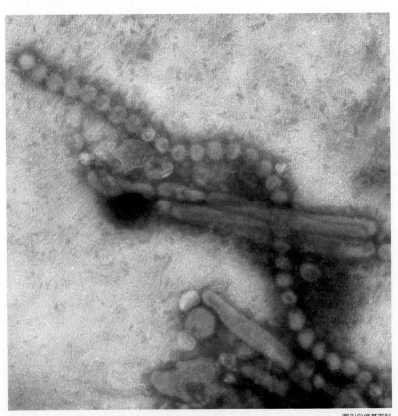

图引自维基百科

**电子显微镜下的甲型流感病毒H7N9亚型**

# 10 麻疹
## 世人闻风丧胆的幽灵

麻疹是儿童最常见的急性传染病，是传染性最强的传染病之一。在麻疹疫苗发明前，麻疹呈世界性分布，是危害儿童生命健康极其严重的传染病之一。本病病死率约为3%，单纯传染麻疹治愈后良好，重症患者死亡率较高。

**病原体**

麻疹病毒为副黏病毒，呈球形，直径仅100~250nm。对日光、高温、干燥和一般消毒剂都没有抵抗力。在室温下仅存活2小时。麻疹病毒耐寒不怕冻，低温环境下可存活数月至数年，所以冬春季也为麻疹病毒的高暴发期。

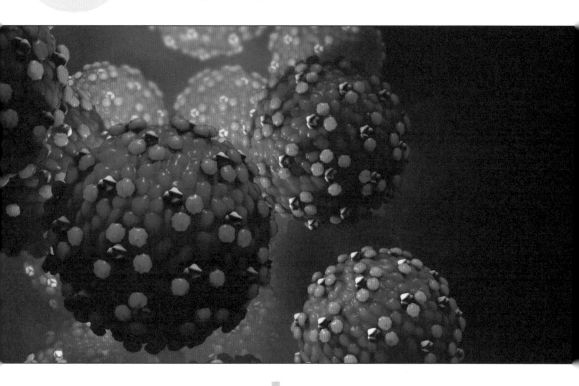

## 传染源

人是麻疹病毒的唯一宿主，麻疹患者是本病的唯一传染源。

## 易感人群

未接种过疫苗的幼儿，未接种疫苗或未患过麻疹的人均可被感染。

## 传播途径

**空气传播**

麻疹病毒能够通过呼吸道分泌物飞沫传播。麻疹病毒大量存在于发病初期患者的口、鼻、眼、咽分泌物及痰、尿、血中，通过患者打喷嚏、咳嗽等途径将病毒排出体外，并悬浮于空气中，形成"麻疹病毒气溶胶"。

**接触性传播**

当空气中的病毒密度高时，病毒也可以通过间接的方式，通过接触被污染的生活用品，作为机械携带工具，在短时间短距离起到传播作用，引起感染。

## 症状

麻疹通常先出现类似普通感冒的症状：发热、咳嗽、流鼻涕和红眼，随后症状会越来越严重，可能出现高热，体温达到39~40℃，几天内脸上会出现红色皮疹，发热将在皮疹首次出现后持续2~3天，皮疹将会自上而下扩散至身体其他部位。

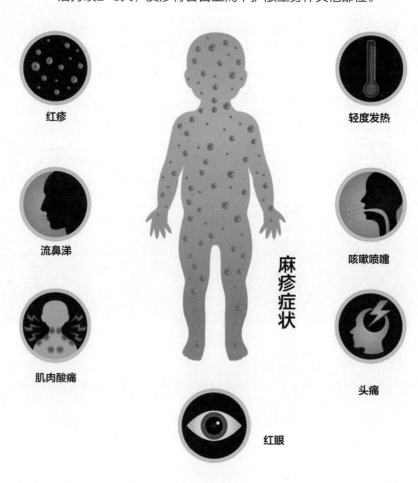

红疹

轻度发热

流鼻涕

咳嗽喷嚏

肌肉酸痛

头痛

麻疹症状

红眼

## 预防及防疫

1 被动免疫。在接触麻疹后5天内立即给予免疫血清球蛋白，可预防麻疹发病；超过6天则无法达到上述效果。

2 主动免疫。接种疫苗是预防麻疹最有效的方法，儿童和成人都建议接种。

3 控制传染源。做好麻疹患者的隔离，彻底清洗麻疹患者用过的玩具和家具，必要时可用酒精消毒，衣物应在阳光下暴晒。

4 切断传染途径。易感人群尽量少去公共场所。

5 养成良好的个人卫生习惯。勤洗手，双手沾上呼吸系统分泌物后要立即洗净。做好居室的清洁和卫生，保持室内空气流通。

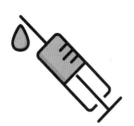 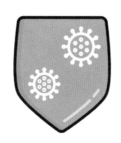 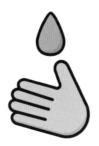 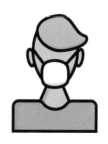

## 治疗原则

### 一般治疗

注意卧床休息，保持室内适宜的温度、湿度，注意空气流通。注意眼睛休息，避免强光刺激。注意皮肤和眼、鼻、口腔清洁。保证多喝水，以易消化、营养丰富的食物为主。

### 对症治疗

高热时可用小量退热剂；烦躁可适当给予镇静剂；剧咳时用镇咳祛痰剂；继发细菌感染可给抗生素。麻疹患儿对维生素A需要量大，世界卫生组织推荐，在维生素A缺乏区的麻疹患儿应补充维生素A。

## 麻疹疫苗
## 的研制

      1960年卫生部上海生物制品研究所分离培育出沪191麻疹减毒株，卫生部北京生物制品研究所以及卫生部长春生物制品研究所相继培育出麻疹减毒株京55和长47。1965年研制成功的麻疹疫苗主要使用沪191、长47这两株减毒疫苗株。将麻疹病毒减毒株接种到鸡胚细胞上再经过培养收获病毒液后冻干，即可制成麻疹疫苗。

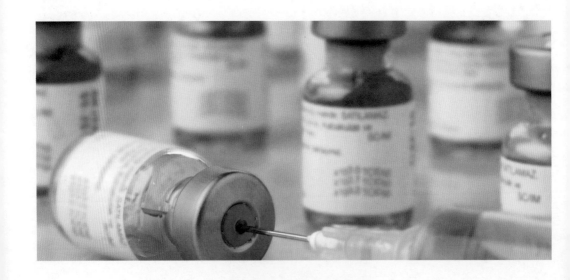

## 接种麻疹疫苗
## 的注意事项

      麻疹疫苗的接种对象一般为8个月以上的婴幼儿。为了减少初次免疫失败，可以进行第2次接种，第2次接种在1岁半至2岁之间，有些地区建议是在7岁左右进行复种。

# 11 流行性出血热
## 恶魔永不眠

　　流行性出血热又称肾综合征出血热，是由流行性出血热病毒引起的自然疫源性疾病，病情危急、病死率高、危害极大。本病流行较广，主要分布在欧洲和亚洲，包括中国、朝鲜、日本、苏兰、丹麦等。本病高发于春季和秋冬季节，患者如果早发现早治疗，重症率和病死率可显著降低。疫苗接种可有效预防流行性出血热。

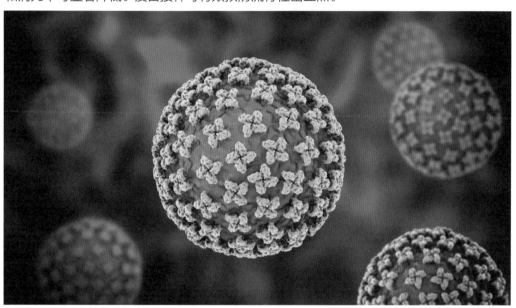

**病原体**

　　流行性出血热病原体是汉坦病毒，是一种球形、有脂质包膜、基因组为分三个节段的单股RNA病毒。不同地区流行的病毒血清型有所差异，我国农村与林区流行病毒为Ⅰ型（汉坦型），黑线姬鼠为传染源，感染者病情较重；城市流行为Ⅱ型（汉城型），褐家鼠为传染源，感染者病情较轻。

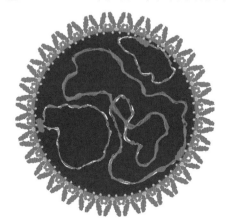

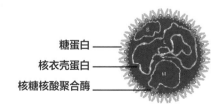

糖蛋白 ——

核衣壳蛋白 ——

核糖核酸聚合酶 ——

# 传染源

鼠类是主要传染源。

# 易感人群

人群普遍易感，隐性感染率较低，但家鼠型疫区隐性感染率较高，一般青壮年发病率高，二次感染发病罕见。

## 传播途径

### 接触性传播

病毒能通过宿主动物的血、尿、便及唾液排出，鼠向人的直接传播是人类感染的重要途径。如被鼠咬伤，鼠类排泄物、分泌物直接与破损的皮肤、黏膜接触的直接接触传播。

### 空气传播

含有汉坦病毒的鼠尿液和粪便被搅起，飘浮在空气中，人可通过呼吸汉坦病毒的气溶胶而感染。

### 虫媒传播

可通过被鼠类体表螨类寄生虫叮咬而传播。

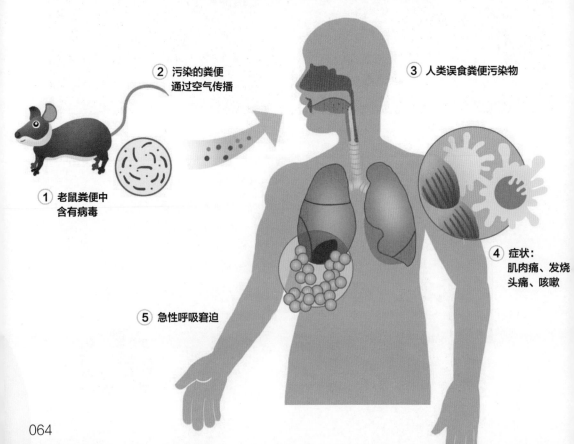

① 老鼠粪便中含有病毒

② 污染的粪便通过空气传播

③ 人类误食粪便污染物

④ 症状：肌肉痛、发烧头痛、咳嗽

⑤ 急性呼吸窘迫

## 症 状

出血热的潜伏期一般为2~3周，历经发热期、低血压休克期、少尿期、多尿期和恢复期。典型临床表现为发热、出血和肾损害。在发热期主要表现为发热、头痛、恶心、全身关节痛等症状。

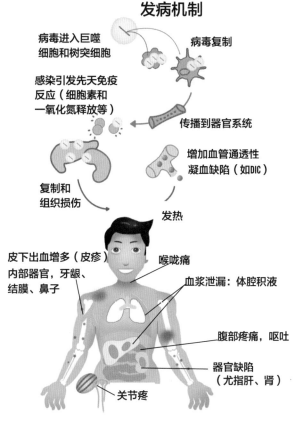

**发病机制**

病毒进入巨噬细胞和树突细胞

病毒复制

感染引发先天免疫反应（细胞素和一氧化氮释放等）

传播到器官系统

增加血管通透性凝血缺陷（如DIC）

复制和组织损伤

发热

皮下出血增多（皮疹）内部器官，牙龈、结膜、鼻子

喉咙痛

血浆泄漏：体腔积液

腹部疼痛，呕吐

器官缺陷（尤指肝、肾）

关节疼

发病通常较突然
严重时，多灶性器官坏死，
还可发生低血压、休克和死亡

## 治疗原则

遵循早发现、早治疗的原则。及时地进行隔离。出现情况及时对症治疗，在发热期可用物理降温或者肾上腺皮质激素。如果发生低血压休克的情况，及时补充血容量。如果少尿可以静脉注射利尿剂，多尿时可以补充足够的体液和电解质。如出血时补充新鲜血液，心功能不全者使用强心药物，肝功能受损者进行保肝治疗。注意休息，保持食物中的营养均衡，适量进行活动。

灭鼠是防止本病流行的关键。春季应着重灭家鼠，初冬应着重灭野鼠。

注射出血热疫苗，可以有效地预防出血热。注意个人防护，在疫区不直接用手接触鼠类及其排泄物，劳动时防止皮肤破伤。在野外工作时，防止螨类叮咬。

做好消毒工作，对发热患者的血、尿和宿主动物尸体及其排泄物等，均应进行消毒处理，防止污染环境。

# 12 狂犬病
## 可爱背后隐藏的威胁

　　狂犬病是狂犬病病毒所致的急性传染病，人兽共患，多见于犬、狼、猫等肉食动物，人多因被病兽咬伤而感染。人被患病动物咬伤后，动物唾液中的病毒通过伤口进入人体而引发疾病，少数患者也可因眼结膜被病兽唾液污染而患病。人类狂犬病死亡病例绝大多数由狗引起，高达99%的人类感染病例由狗传播。可通过给狗接种疫苗和预防狗咬消除狂犬病。对于狂犬病尚缺乏有效的治疗手段，人患狂犬病后的病死率几近100%，发病后患者一般于3~6日内死于呼吸循环衰竭。

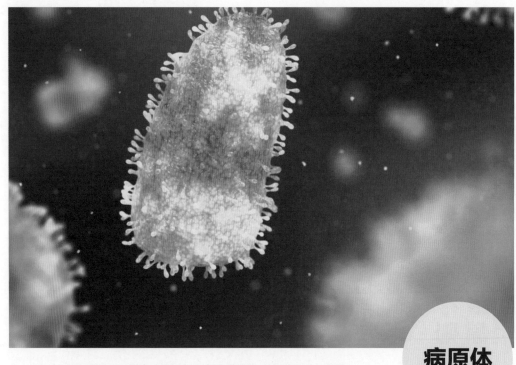

狂犬病病毒属于弹状病毒科狂犬病毒属，单股RNA病毒。

### 病原体

### 传染源

　　主要为病犬、其次为病猫及病狼等。我国的狂犬病主要由犬传播。

### 易感人群

　　人群普遍易感，尤其是流浪狗较多的地区。

## 传播途径

### 接触性传播

主要传播途径是动物咬伤，狂犬病病毒通过动物传播给人。

少数存在唾液传播：少数患者也可因眼结膜被病兽唾液污染而患病。

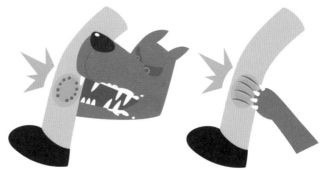

## 症状

潜伏期长短不一，多数在3个月以内，狂犬病潜伏期无任何征兆。

狂犬病最初症状是发热，伤口部位常有疼痛或有异常、原因不明的颤痛、刺痛或灼痛感。

随着病毒在中枢神经系统的扩散，患者出现典型的狂犬病临床症状，即狂躁型与麻痹型，最终死于咽肌痉挛而窒息或呼吸循环衰竭。

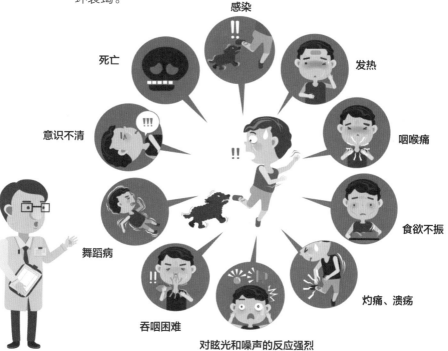

感染

死亡

发热

意识不清

咽喉痛

食欲不振

舞蹈病

灼痛、溃疡

吞咽困难

对眩光和噪声的反应强烈

## 预防

1　宠物免疫接种。对家庭饲养动物进行免疫接种，管理流浪动物。

2　正确处理伤口。被动物咬伤或抓伤后，应立即用20%的肥皂水反复冲洗伤口，力求去除狗涎，挤出污血。一般不缝合包扎伤口，必要时使用抗菌药物，伤口深时还要使用破伤风抗毒素。

3　接种狂犬病疫苗。人被咬伤后及时接种狂犬病疫苗，一定要严格按照时间规律接种，不可中断。

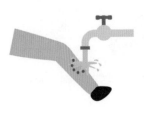

① 用流水或肥皂水冲洗伤口。

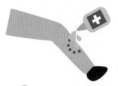

② 对伤口进行消毒。

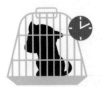

③ 把咬伤人的狗关起来，避免再次伤人。

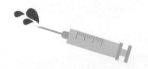

④ 及时打狂犬病疫苗。

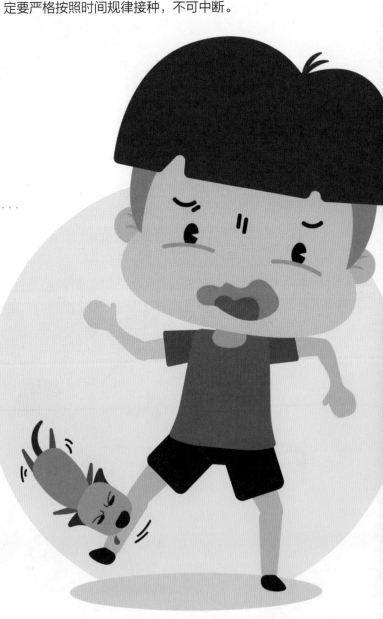

**治 疗 原 则**

1 单室严格隔离，专人护理。
2 积极做好对症处理，防治各种并发症。

**狂犬病 小知识**

## 如何接种狂犬病疫苗

### 狂犬病疫苗接种方法

目前有"5针法"和"4针法"两类疫苗接种方法，两者在效果和不良反应方面没有特别的不同。

● 5针法：被狗咬到当天，咬到后第3、7、14以及28天各接种1次疫苗，共接种5次。

● 4针法：被咬到当天接种2次（左右上臂三角肌各1次），咬到后第7天和第21天各接种1次，共接种4次。

### 注意

● 尽量在同一家机构完成注射，并及时记录疫苗类型和接种日期。

● 尽量不要自己保管疫苗。

● 不要自己携带疫苗去异地接种。

● 如实在无法在同一机构完成，应该尽量使用同一种疫苗完成全程。

● 如果没办法用同一种疫苗完成全程，应及时告知医生，在医生指导下更换疫苗继续完成剩余流程;如某一针次延迟一天或数天注射，其后续针次接种时间按原免疫程序的时间间隔相应顺延，不需要重新注射。

● 孕妇和哺乳期妈妈、儿童、老人都可以接种疫苗。

## 中国古代关于狂犬病的记载

古籍《左传》中最早记载狂犬病，其中记有(鲁)襄公十七年(即公元前556年)，"十一月甲午，国人逐瘈狗"。说明我国在2500年前就已有疯狗存在，而且当时已认识到这种疯狗对人危害极大，要求驱逐疯狗。

约公元前5~6世纪，我国现已发现的最早的医方书《五十二病方》中记载了治疗方法，说明当时对狂犬病已有一定认识。其中"犬所齧，令毋痛及易瘳方"是一种外治方，具体治法是"令齧者卧，而令人以酒财沃其伤，已沃而口越之。尝试。毋禁"。即被狗咬伤后，为了止痛和早愈的目的，采用酒剂冲洗伤口。

在《汉书》的《五行志》中也曾记载"宋国人逐猁狗"(猁，狂也)。《晋书》的《五行志》中也载有："旱岁，犬多狂死。"

我国晋代著名医学家葛洪在《肘后方》卷七谈到识别狂犬病的方法，认为该病"过三七日不发则免也，要过百日乃为大免"。

## 狂犬病历史事件

## 狂犬病疫苗的研发

1885年，法国微生物学家巴斯德等在实践中摸索出了生产狂犬病疫苗的方法，虽然当时对狂犬病病毒的本质还不是很了解，但狂犬病疫苗的研制取得了成功。

1958年科学家成功地在细胞培养中增殖狂犬病病毒。利用该技术生产的细胞培养疫苗提高了安全性和有效性。

近年来用基因工程技术生产的新型口服重组疫苗，已在欧美的野生动物中大规模试用。在实验动物中证明这是极有效和方便的疫苗，并且这类新型疫苗有希望可以彻底根除狂犬病。

人的狂犬病95%以上与狗有关，许多已经消灭了狂犬病的国家的成功经验证明，只要控制住狗和其他家养宠物中的狂犬病，就能大大降低人狂犬病的发病率。

# 13 流行性乙型脑炎
## 来自蚊虫的毒针

流行性乙型脑炎（简称乙脑），是由流行性乙型脑炎病毒所引起的传染病，属于乙类传染病。本病主要分布在亚洲远东和东南亚地区，经蚊传播，多见于夏秋季。如治疗不及时病死率高达10%~20%，部分患者（约30%）遗留不同程度的后遗症，如痴呆、半身不遂、精神失常、记忆力和智力减退等。目前尚无特效抗病毒药物，主要是对症、支持、综合治疗。在乙脑流行季节前1~3个月完成疫苗播种，可以提高人群免疫力。

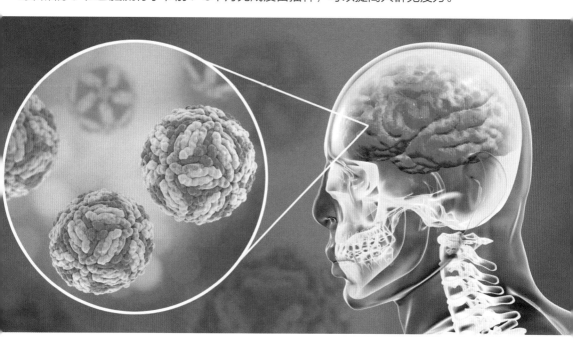

流行性乙型脑炎病毒简称乙脑病毒，是流行性乙型脑炎的病原体。呈球状，直径20~30nm，核酸为单链RNA，外层具包膜，包膜表面有血凝素。乙脑病毒有很强的嗜神经性，对温度、乙醚、酸等敏感，加热至56℃30分钟即可灭活。在温度为25~30℃时可在蚊子体内繁殖。

## 病原体

## 传染源

受病毒感染的虫蚊等。

## 易感人群

人群普遍易感，尤其是以亚洲远东和东南亚地区。

## 传播途径

**虫媒传播**

蚊子是乙脑病毒的传播媒介。

乙型脑炎病毒通过被感染的库蚊叮咬传播给人。高发季节多见于夏秋季，蚊感染病毒后，终身带毒并可经卵传代，成为传播媒介和贮存宿主。

人被感染后并不会产生足够多的病毒再去感染此后叮咬被感染者的蚊子。病毒在蚊子、猪和（或）水鸟之间传播。

## 症状

潜伏期10~15天。大多数患者症状较轻或呈无症状的隐性感染，仅少数出现中枢神经系统症状，表现为高热、意识障碍、惊厥等。

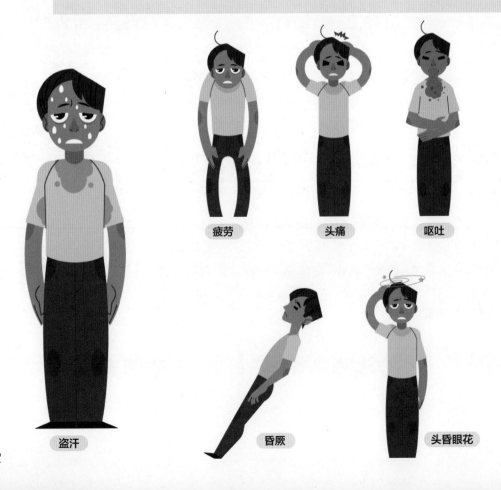

疲劳　　头痛　　呕吐

盗汗　　昏厥　　头昏眼花

**预 防**

1　**灭蚊、防蚊。**夏秋季节注意防蚊，避免去杂草丛生的地方，或者外出喷防虫剂。使用蚊帐、用防蚊剂及蚊香、灭蚊器等防蚊措施。

2　**预防接种。**接种乙型脑炎病毒疫苗，接种对象是流行区的儿童及从非流行区到流行区的敏感人群。

**治疗原则**

患者应住院治疗，病室应有防蚊、降温设备，应密切观察病情，细心护理，防止并发症和后遗症。

注意饮食和营养，供应足够水分，高热、昏迷、惊厥患者易失水，故宜补足量液体，成人一般每日1500 ～ 2000 ml/kg，小儿每日50 ～ 80 ml/kg。但输液不宜多，以防脑水肿，加重病情。

**乙脑小知识**

## 乙型脑炎名称的由来

1935年，乙型脑炎病毒最先由日本学者从因脑炎死亡患者的脑组织中分离出来，故国际上又称日本脑炎病毒，所致疾病在日本称日本乙型脑炎。

1950年以来，中国学者对该病进行了大量病原学和流行病学研究，为了与甲型脑炎相区别，更名为流行性乙型脑炎，简称乙脑。

# 14 登革热
## 都是蚊虫惹的祸

　　登革热是登革热病毒引起、经蚊媒传播的一种急性传染病。登革热主要在热带和亚热带地区流行，我国广东、香港、澳门等地是登革热流行区。本病由伊蚊传播导致，故流行有一定的季节性，一般在每年的5~11月份，高峰在7~9月份。登革热具有传播迅猛、发病率高、人群普遍易感、少数重症病例死亡率高等特点。目前无法通过注射疫苗预防登革热，也没有特效的抗病毒治疗药物。

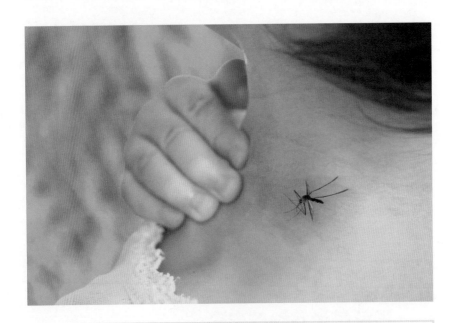

**登革热病毒**

　　登革热病毒属于黄病毒科黄病毒属中的一个血清型亚群，登革病毒颗粒呈球形，直径45~55 nm。登革病毒共有4个血清型，4种血清型均可感染人，其中2型重症率及病死率均高于其他型。登革病毒对热敏感，56℃30分钟可灭活，超声波、紫外线、0.05%甲醛溶液、乳酸、高锰酸钾、龙胆紫等均可灭活病毒。

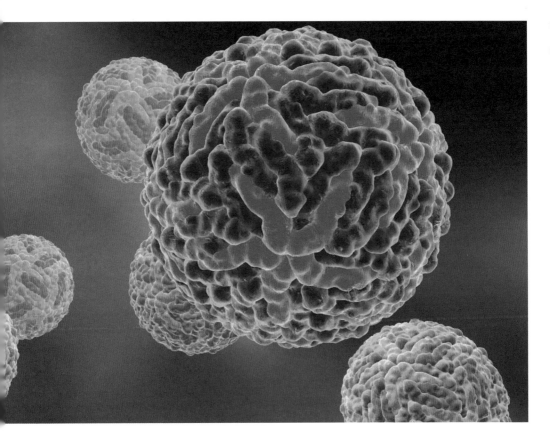

## 传染源

患者和隐性感染者是主要的传染源。患者在潜伏期末及发热期内有传染性，在流行期间，轻型患者和隐性感染者占大多数，是更重要的传染源。

## 易感人群

在新流行区，人群普遍易感。

## 传播媒介

埃及伊蚊和白纹伊蚊是主要传播媒介。

## 传播途径

### 虫媒传播

登革热是严格的伊蚊媒介传染病，由患者/隐性感染者→伊蚊→健康人的途径传播，人与人之间不会直接传播疾病。普通人被携带登革热病毒的蚊虫叮咬后有可能感染登革病毒，经过3~14天的潜伏期后，部分敏感人群便会发病，也有部分隐性感染者不会发病。

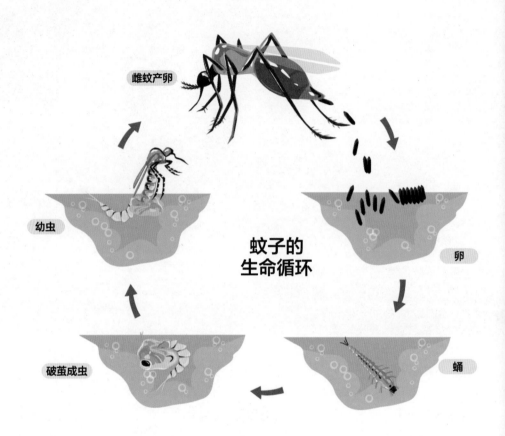

雌蚊产卵

幼虫

蚊子的
生命循环

卵

破茧成虫

蛹

**症 状**

1　感染患者均有发热症状，24小时内体温可达40℃。一般持续2~7天，随后降至正常体温。发热时伴全身症状，患者会产生食欲下降、呕吐、腹痛、腹泻等状况。

2　在发病2~5日后会出现皮疹，由掌心、脚底或躯干及腹部，逐渐延伸到颈部以及四肢，稍有痒感持续时间为3~4日。一般与发热同时消退。

3　在发病5~8日后会产生不同部位、不同程度的出血，如牙龈出血、鼻衄、消化道出血、咯血、血尿及阴道出血等。全身淋巴结可有轻度肿大及触痛。

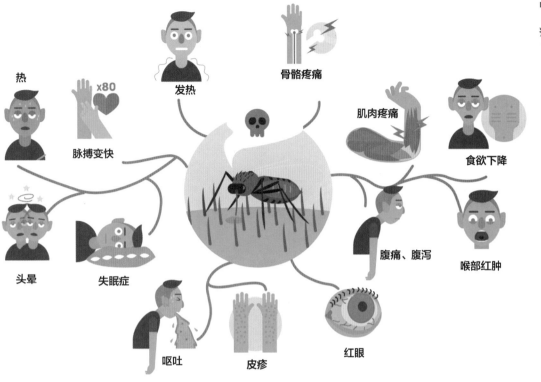

热

脉搏变快

发热

骨骼疼痛

肌肉疼痛

食欲下降

头晕

失眠症

腹痛、腹泻

喉部红肿

呕吐

皮疹

红眼

**如果去登革热流行地区如何预防**

① 安装纱门、纱窗，在房间内使用蚊香、灭蚊气雾剂等。

② 外出穿长袖衣裤，尽量选择浅色，随身携带蚊虫驱避剂等驱蚊产品，避免被蚊虫叮咬。

③ 如果出现疑似登革热的症状，需要及时就诊，住院隔离治疗。

④ 返回后，如果2周内出现发热，要及时就诊并说明外出史，并配合卫生防疫部门住院隔离治疗。

**预 防**

**治疗原则**

目前登革热尚无经审批注册的疫苗上市，所以目前无法通过注射疫苗预防登革热。

由于没有特效的抗病毒治疗药物，主要采取支持及对症治疗措施。治疗原则是早发现、早诊断、早治疗、早防蚊隔离。早期诊断和及时救治重症病例是降低病死率的关键。

### 登革热的故事

　　在中国古代医学里就有关于登革热病的记载，以前叫水毒。外国最早将登革热称为公子热、马鞍热。所谓马鞍热，是因为发病时会有突然的高热，持续5~7天骤然热退，热退后1~2天体温再度升高，体温起伏如马鞍一般。在外国还有一种叫法为碎骨热，患者在患病时表现全身骨头疼，因此得名。

　　1779年，印度尼西亚雅加达记述有关节痛和发热的疾病。1780年美国费城以北亦发生本病流行，以后不断有类似记载。直至1869年，本病才由伦敦皇家内科学院定名为登革热。登革（Dengue）一词是西班牙语，意思是像纨绔一样装腔作势，而得了这种病的人，由于肌肉关节疼痛，走起路来就像穿夹脚高跟鞋的女人一样。

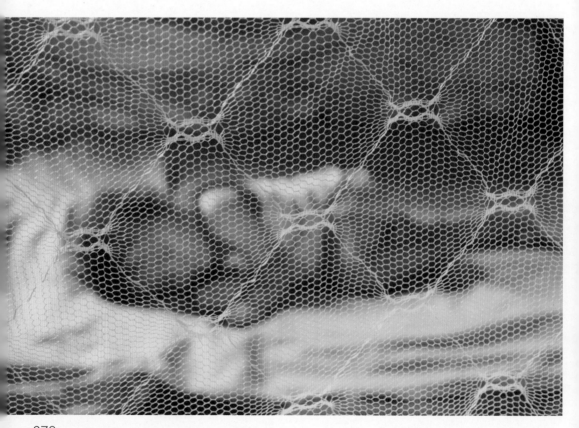

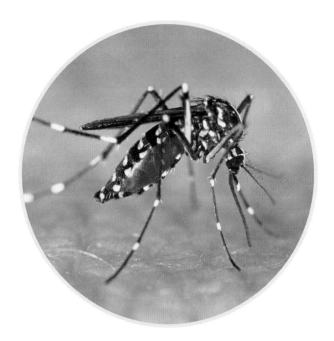

登革热病多发生于夏秋季，患者多数为青壮年。6 ~14岁的青少年最容易感染登革热病，死亡率也最高。在世界上登革热主要流行地区为东南亚、太平洋岛屿和加勒比海地区。

20世纪60年代以来，登革热病患者数目一直在显著上升，每年有5000万至5.28亿人感染，约20,000人会因此疾病而死亡。本疾病的最早描述可以追溯到1779年，但其病原体和传播途径一直要到20世纪初期才比较清楚。

自从第二次世界大战以来，登革热已经成为了全球性问题，在110多个国家流行，登革热病毒分为Ⅰ、Ⅱ、Ⅲ、Ⅳ四种血清型，每一型都有致病力。

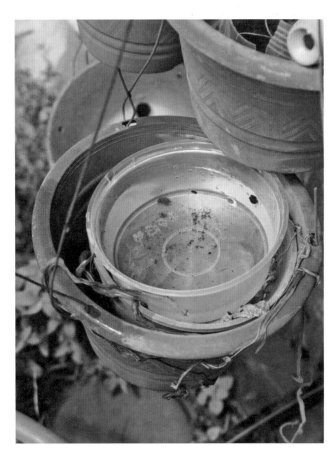

# 15 炭疽
## 动物传人的可怕"瘟疫"

炭疽为乙类传染病，指由炭疽芽孢杆菌引起人和动物感染的传染性疾病。该病是牛、马、羊等动物传染病，但偶尔也可传染给从事畜牧工作的人员。炭疽是一种比较常见的传染病，以皮肤炭疽为主，只要早发现、早诊断、早治疗，治愈率很高，预后很好，一般不留后遗症且很少有死亡病例，炭疽使用抗生素治疗，目前并无预防炭疽的疫苗。

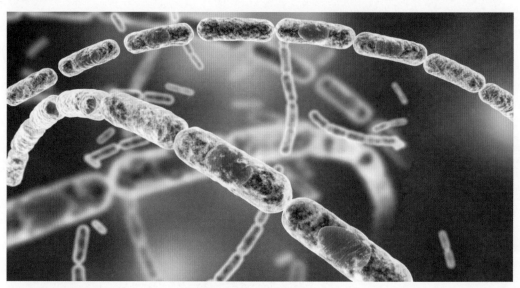

### 病原体

病原体为炭疽芽孢杆菌。炭疽杆菌属于需氧芽孢杆菌属，菌体粗大，两端平截或凹陷，排列似竹节状，无鞭毛，革兰染色阳性。易被一般消毒剂杀灭，但是芽孢抵抗力强，在干燥的室温环境中可存活数十年。炭疽芽孢可以抵御很强的紫外线、高温等恶劣环境，在适合的环境下，芽孢会重新开始活动，变成有感染能力的炭疽杆菌。

### 传染源

主要传染源是食草动物，包括野生动物和家畜，如牛、羊、马和骆驼，其次是猪和狗。患炭疽的患者。

### 易感人群

人群普遍易感，参与动物屠宰、制品加工、动物饲养人员以及兽医等高危人群更易感。

# 传播途径

## 接触性传播

1 **经皮肤接触传播**　芽孢接触到皮肤就会通过皮肤上的微小伤口进入体内。

2 **水和食物传播**　主要因摄入污染食物而感染，与饮食习惯和食品加工有关。

3 **空气传播吸入性感染**　吸入污染有炭疽芽孢子的尘埃和气溶胶，可引起肺炭疽。

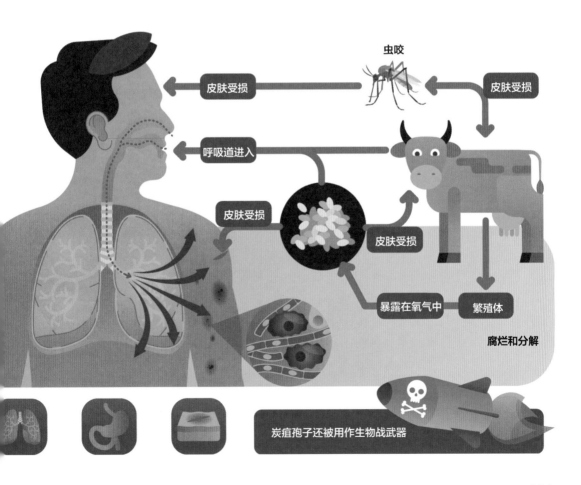

虫咬
皮肤受损
皮肤受损
呼吸道进入
皮肤受损
皮肤受损
暴露在氧气中
繁殖体
腐烂和分解
炭疽孢子还被用作生物战武器

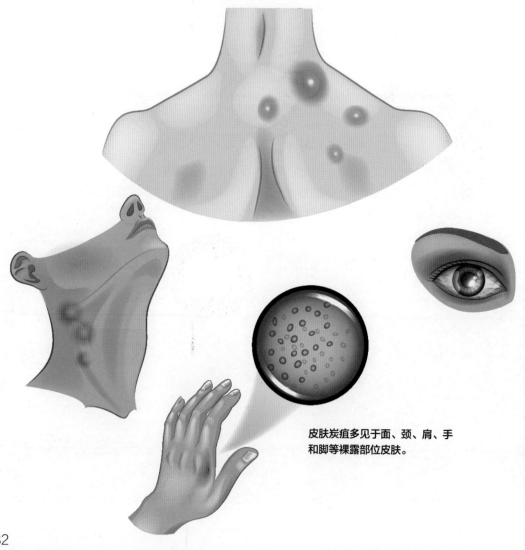

## 症 状

炭疽主要有三种临床类型：皮肤炭疽、肺炭疽和肠炭疽，其中皮肤炭疽最为常见，占全部病例的95%以上。

皮肤炭疽病变多见于面、颈、肩、手和脚等裸露部位皮肤；主要表现为局部皮肤的水肿、斑疹或丘疹、水疱、溃疡和焦痂；疼痛不明显，稍有痒感，无脓肿形成。及时治疗病死率小于1%。

肺炭疽初起为"流感样"症状，表现为低热，咳嗽，然后突然发展成一种急性病症，出现呼吸窘迫、气急喘鸣、紫绀、咯血等。可迅速出现昏迷和死亡，死亡率可达90%以上。

肠炭疽可表现为急性肠炎型或急腹症型。发病时可出现恶心呕吐、腹痛、腹泻等全身中毒症状。

**皮肤炭疽多见于面、颈、肩、手和脚等裸露部位皮肤。**

## 皮肤化脓的过程

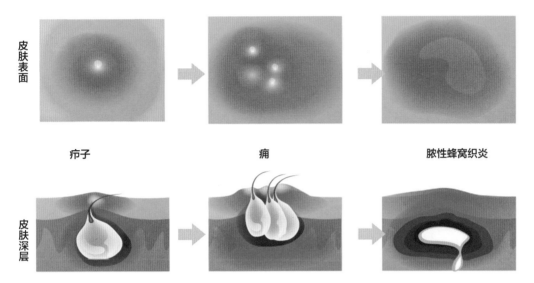

# 预 防

预防炭疽最重要的一点就是不接触传染源。

1 发现牛、羊等动物突然死亡，不接触、不宰杀、不食用、不买卖，立即报告当地农业畜牧部门，由该部门进行处理。

2 一旦发现您自己或周围有人出现炭疽的症状，应立即报告当地卫生院或疾病预防控制机构，并及时就医。

3 注意从正规渠道购买牛羊肉制品，不购买和食用病死牲畜或来源不明的肉类。

## 治疗原则

炭疽是可以治疗的。抢救炭疽患者的关键在于早期发现，早期治疗。

如果炭疽没有得到正确治疗，发展成败血症炭疽或肺炭疽，容易引起死亡，还有可能在人与人之间传播。

## 历史事件

德国医生和细菌学家罗伯特·科赫（1843—1910）在1877年首次发现炭疽细菌。

罗伯特·科赫毕业于哥廷根大学，其主要成就是首次证明了一种特定的微生物是特定疾病的病原，阐明了特定细菌会引起特定的疾病，发明了用固体培养基培养细菌的方法等。

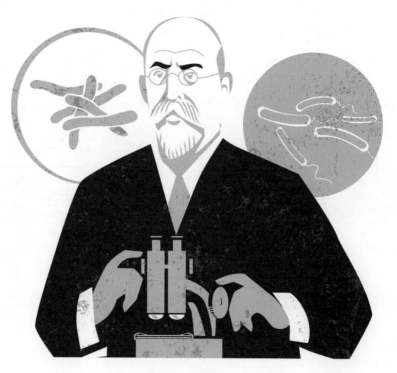

**罗伯特·科赫**

从古至今，鼠疫、伤寒、霍乱、肺结核等传染病危害巨大，以前人类却没有具体方法去治疗，许多可怕的病魔夺去了人类无数的生命。只有弄清楚致病的原因，人类才能针对性的治疗这些疾病。第一个发现传染病是由病原细菌感染造成的人就是罗伯特·科赫，他堪称是世界病原细菌学的奠基人和开拓者。

罗伯特·科赫从小热爱生物学。7岁那年，目睹了克劳斯特尔城的一位牧师因病无法医治去世后，他改变了自己的要成为水手的想法。当时他向母亲提出了一连串的问题："牧师得了什么病？""难道绝症就治不好吗？"母亲却无法回答他的提问。这件事在年幼的科赫心中留下了深刻的印象，并使他立志将来献身于征服病魔的医学事业。

科赫于1862年考入哥廷根大学学医。大学毕业后做了一段时间的住院医师。

1870年婚后的科赫在小乡村沃尔施泰当外科医生，建立了一个简陋的实验室，在条件简陋，没有接触外界的情况下开始研究炭疽病。

1876年他用公开表演实验的方式证明炭疽杆菌是炭疽病的病因，并报告了炭疽病菌的生活史是从杆菌—芽孢—杆菌的循环，芽孢可放置较长时间不死。

科赫还发现了许多其他病原体。霍乱弧菌、阿米巴痢疾和两种结膜炎的病原体等都是他发现的。他还在埃及、印度等地研究了鼠疫、疟疾、回归热、锥虫病和非洲海岸病等。1905年发表了控制结核病的论文,并获得诺贝尔生理学或医学奖。

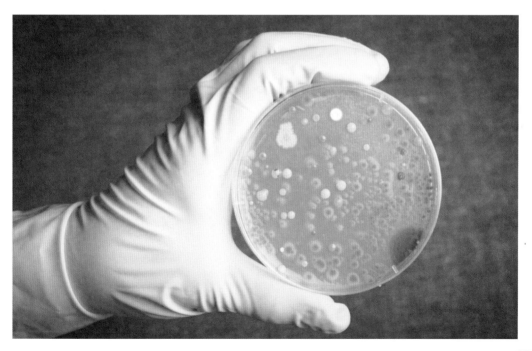

# 16 结核病
## 恐怖的白色瘟疫

　　结核病是由结核杆菌感染引起的慢性传染病，是我国发病、死亡人数最多的重大传染病之一。结核菌可能侵入人体全身各种器官，但主要侵犯肺脏，也称为肺结核病。这个疾病在我国古代叫"痨病"，直到20世纪40年代链霉素发明之前，结核病都被视为绝症。在我国检查和治疗肺结核，可享受国家免费政策，只要坚持正规治疗，绝大多数肺结核患者是可以治愈的，新生儿接种卡介苗，可以预防肺结核，但成年人接种卡介苗不能起到预防作用。

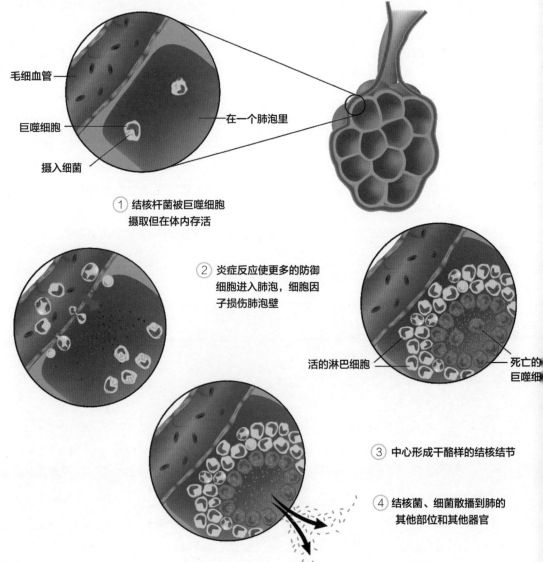

毛细血管

巨噬细胞

摄入细菌

在一个肺泡里

① 结核杆菌被巨噬细胞
　 摄取但在体内存活

② 炎症反应使更多的防御
　 细胞进入肺泡，细胞因
　 子损伤肺泡壁

活的淋巴细胞

死亡的
巨噬细

③ 中心形成干酪样的结核结节

④ 结核菌、细菌散播到肺的
　 其他部位和其他器官

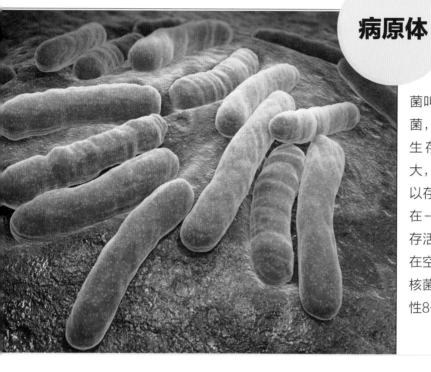

## 病原体

结核病的病原菌叫做结核分枝杆菌，它的杀伤力和生存能力都很强大，在干燥痰内可以存活6~8个月，在−6℃左右可以存活4~5年，黏附在空气尘埃中的结核菌可以保持传染性8~10天。

## 传染源

结核病的传染源是排菌阶段的肺结核患者。

## 易感人群

身体体质相对比较弱的人群，另外有基础性肺病，比如支气管炎，或者是肿瘤患者或者是有化疗的患者，或者是年老体弱或者是幼儿。

## 传播途径

### 空气传播

结核杆菌可以通过空气进行大范围传播。飞沫传播是肺结核最重要的传播途径，患者咳嗽、打喷嚏或是大声说话时喷出的飞沫就可直接传播给他人。患者的痰干燥后的结核杆菌随尘埃吸入也可让人感染。

其他的传播途如今已比较少见，有消化道传播、垂直传播（患病孕妇母婴传播）和皮肤伤口感染（如污染的注射器等）。

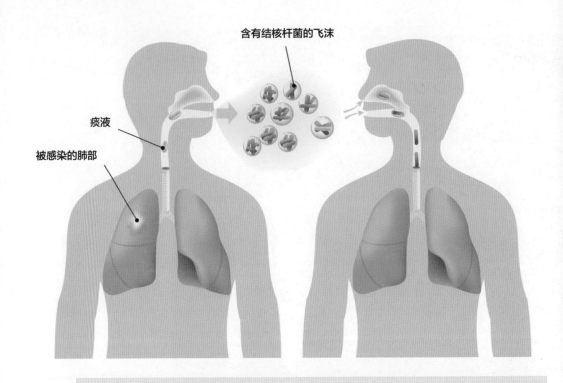

含有结核杆菌的飞沫

痰液

被感染的肺部

## 症 状

　　结核病的主要症状为咳嗽、咳痰两周以上，痰中带血，有的人会低热、盗汗、胸痛、食欲差、疲乏和消瘦等。结核病的患者到了晚期身体重度消瘦，营养不良、贫血导致肤色苍白，所以结核病又被称为"白色瘟疫"（与鼠疫"黑死病"对应）。

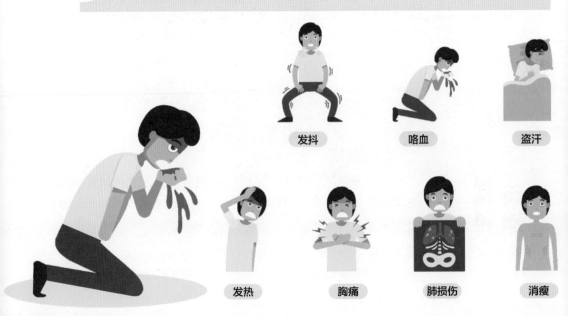

发抖　　　　　　咯血　　　　　　盗汗

发热　　　　胸痛　　　　肺损伤　　　消瘦

结核病分类有：原发性肺结核、血行散播型肺结核、继发性肺结核、结核性胸膜炎、肺外结核。

1 原发性肺结核是指肺部的原发病灶以及淋巴管的炎症。

2 血行散播型肺结核是在原发性肺结核的基础上，通过血行播散到其他部位，是各种结核分类中比较严重的一种。

3 继发性肺结核是指初次感染结核病，在原发病已经治愈甚至痊愈一段时期后，再次发生肺结核。

4 结核性胸膜炎是发生于胸膜的结核病，多见于青壮年。

5 肺外结核主要有胃部结核、肝结核、肠结核等。

## 预 防

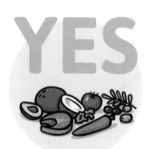

健康饮食

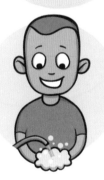

打喷嚏后及时洗手

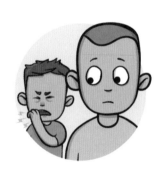

远离结核病患者

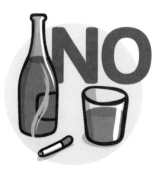

不抽烟和喝酒

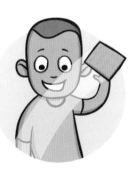

清洁房间并换气

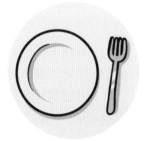

使用个人餐具

## 治疗原则

肺结核患者要在所在地结核病定点医院或结核病防治所接受规范检查和治疗。化学药物治疗（简称化疗）是治疗结核病最基本的方法，国家免费提供治疗药物。

结核病的治疗必须遵循"早期、规律、全程、联合、适量"十字原则。

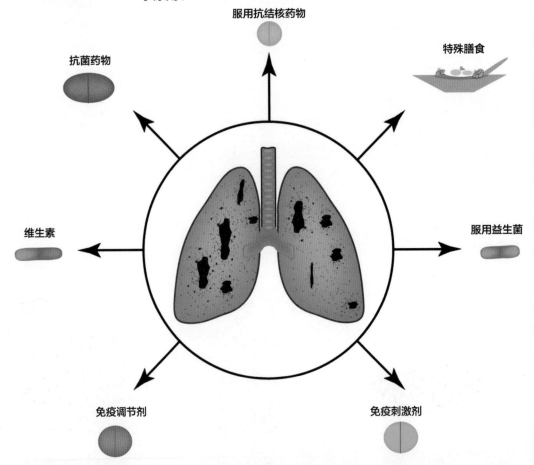

早期：就是早诊断、早治疗。早期治疗有利于疾病的恢复，更有助于减少排菌患者对周围人的传染风险。

规律全程：指的是要在结核病专科医生指导下用药治疗，如果治疗不规律，间断用药，容易造成耐药，治愈率将大幅度降低。只有坚持用药治疗满疗程才有可能充分杀灭体内的结核菌，取得治疗的成功，减少复发的风险。

联合适量：由于结核菌是一种很容易产生耐药的细菌，所以抗结核治疗需要多种药物联合使用，既能增强疗效，缩短治疗时间，又可避免耐药产生。同时为防止产生严重不良反应，影响疗效，必须遵循医嘱服药，那是医生根据患者的年龄、体重来计算的，自己不能擅自增加或减少药量。

# WHO关于结核病的几个事实

**事实1** 2015年,估计全球有1040万例结核病新发病例。6个国家的数量占到总数的60%,印度首当其冲,随后是印度尼西亚、中国、尼日利亚、巴基斯坦和南非。

**事实2** 2015年有180万人死于结核病。结核病位居当年全世界前10位死因之列,排位在艾滋病和疟疾之前。

**事实3** 2015年,有100万儿童罹患结核病,21万名儿童因结核病死亡。儿童结核病因难以诊断和治疗,往往被卫生部门所忽视。

**事实4** 结核病是艾滋病毒携带者的头号杀手。艾滋病毒携带者中约35%因结核病死亡。2015年,已知艾滋病毒阳性结核患者接受抗逆转录病毒药物治疗的比例为78%。

**事实5** 在世界范围内,罹患结核病的人数不断减少,结核病死亡数在2000年至2015年期间下降了22%。其中死亡率降幅最快的地区为东地中海区和欧洲区(每年分别为65%和6.2%),非洲区的降幅最慢(每年2.2%)。

**事实6** 2015年,结核病新发病例中约有87%出自30个结核病高负担国家。结核病遍布世界各个角落,但大多数病例处在亚洲(61%)和非洲(26%)。

**事实7** 估计有48万人在2015年患上了耐多药结核病。某些情况下,治疗不善可能会导致更加严重类型的耐多药结核病。广泛耐药结核是一种对数量更少的可用药品产生反应的结核病类型。

**事实8** 结核病治疗在2000年和2015年间拯救了全球约4900万人的生命,但依然存有很大的诊断和治疗差距。结核病患者在2014年的治疗成功率为83%。

## 肺结核怎样被发现的

**肺结核小知识**

### 最早的肺结核患者

结核病有记载的历史,可追溯到六千年前的意大利和埃及。我国1973年湖南长沙马王堆一号墓出土的2100年前的女尸肺部发现有结核钙化灶,说明生前是一个肺结核病患者。这是我国可查证的最早的肺结核患者。

### 谁发现了肺结核

1965年,法国学者Sylvius解剖了死于所谓"消耗病"或"痨病"人的尸体,发现肺脏及其他器官有颗粒状的病变,称之为"结核"。自此,结核的名称被沿用至今。

1882年3月24日德国微生物学家罗伯特 · 科赫宣布发现了结核杆菌,并将其分为人型、牛型、鸟型和鼠型4型,其中人型菌是人类结核病的主要病原体。

伤寒和副伤寒为乙类传染病。伤寒是伤寒杆菌造成的疾病，患者会有持续性高热，维持1~2周以上，因水源和食物污染传播，一年之中夏秋季最多发。副伤寒是副伤寒甲、乙、丙三种沙门杆菌引起的急性传染病，临床表现与伤寒相似，但病情更轻、病程较短。在中国几乎每一年都有伤寒与副伤寒病例出现。接种疫苗能有效预防。

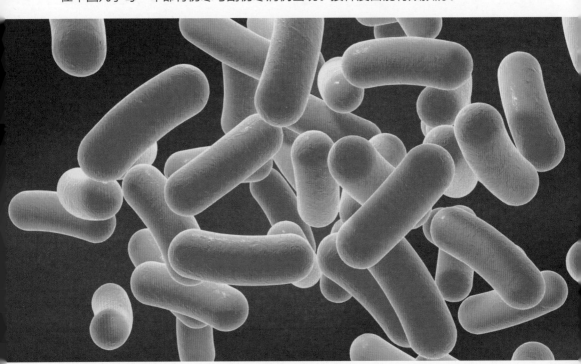

## 病原体

伤寒杆菌和副伤寒杆菌都属于沙门菌属，呈短杆状，长1~3μm，宽0.4~0.9μm，有鞭毛，但不形成芽孢，无荚膜，病菌在60℃ 15分钟即可灭活。

## 传染源

伤寒和副伤寒传染源为患者及各类带菌者，健康带菌者和慢性带菌者同样具有致病性。

## 易感人群

人群普遍易感，其中儿童和青少年发病率最高。

## 传播途径

伤寒和副伤寒以水传播和食物传播为主。受污染的水源和被蝇虫沾过的食物上会携带有病菌。在我国各地，常年散发，以夏秋季最多，发病以儿童、青壮年较多。

## 症状

伤寒潜伏期为1~2周，发病者体温上升，有持续性高热、无力、皮疹、肝脾肿大等中毒症状，典型病例可出现玫瑰疹，主要合并症为肠出血与肠穿孔。

副伤寒与伤寒临床不易区别，副伤寒症状较轻，病程短，1~3周即愈。

伤寒可以通过血液检查确诊。

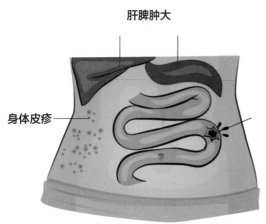

肝脾肿大

身体皮疹

肠内溃疡

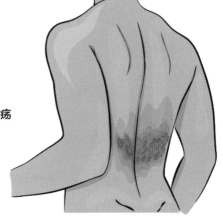

疱疹

## 治疗原则

用抗生素病原细菌治疗为关键，如有过敏，氯霉素可选用。大量出血者应输血，并发肠穿孔时及早手术治疗。

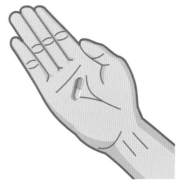

## 预防

1 接种疫苗。注射伤寒Vi多糖菌苗进行免疫。

2 加强饮用水卫生管理和污水处理，及时处理污物。

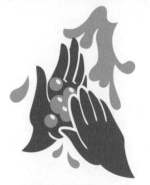

使用肥皂彻底洗手

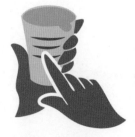

饮用水煮沸再喝

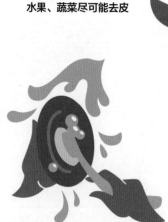

仔细清洗水果和蔬菜，
水果、蔬菜尽可能去皮

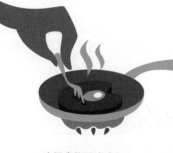

确保食物适当烹饪，
并趁热食用

餐具应清洗干净

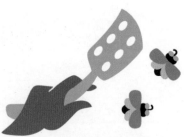

尽可能驱赶、杀灭苍蝇

## 相关知识

**往伤寒高风险地区旅行注意事项**

1 喝瓶装水或将水煮沸1分钟后再喝，瓶装碳酸饮料比非碳酸的水更安全。

2 饮料不要吃冰的，避免吃由可能已受污染的水制成的冰棒和各种口味的冰。

3 选择温热的食物，不吃储存过久或在室温下供应的食品。吃已经煮熟，且还在热蒸的食物。

4 不吃街头摊贩兜售的食品和饮料。在街上很难保持食物清洁，所以许多游客吃了从街头小贩处买来的食物而生病。

## 超级传播者"伤寒玛丽"的故事

**伤寒历史事件**

这是一个真实的故事。

传染病领域有一个词叫"无症状感染者",指的是病人体内含有引起疾病的病原体,并能把疾病传染给他人。而本人却毫无症状。历史上第一位被发现的无症状感染者名叫玛丽·梅伦(Mary Mallon)。

玛丽是一名爱尔兰人,15岁的时候移民美国。她是个美丽的小姑娘,长着一双迷人的眼睛。起初她在富人家做女佣,后来发现自己好像很有做菜的天赋,于是转行做了厨师。在她37岁那年,纽约的一位银行家带着家人去岛上度假,邀请玛丽一同前往为他们做饭。

可就在玛丽成为这家人的厨师后,仅仅1个月的时间,全家11人中就有6人都感染了伤寒。伤寒病是一种由伤寒沙门菌引起的传染病,患者会发热甚至死亡。那时的医疗条件并不发达,伤寒病的致死率高达10%。沙门菌会存在于患者的粪便中,含有病

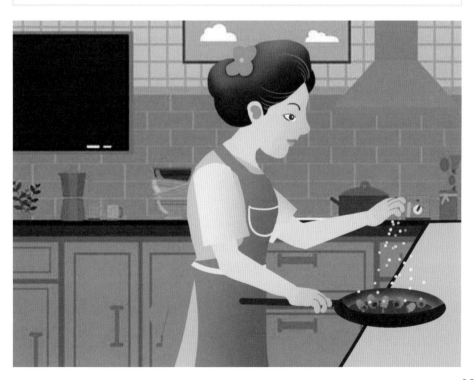

菌的粪便污染了饮用水便会造成更多人感染。所以在那时，伤寒病通常出现在卫生条件不太好的穷人聚集区。

可是富翁银行家的家人是怎么患病的呢？最初的病菌从何而来？银行家专门请来一位医学专家进行流行病学调查。医生注意到了玛丽。他发现，在玛丽之前任职的8户人家中，有7户都感染了伤寒，共有24人出现患病的症状。医生怀疑玛丽是一名健康的病菌携带者，病菌在她的体内可以温和共存，所以她本人不会表现出症状。但她却和其他患者一样，能够传染他人。于是，医生请求玛丽留下自己的粪便样本用于化验，却遭到了玛丽的拒绝。玛丽本人很疑惑，自己是个健康人为什么要留下化验样本，这侵犯了自己的隐私。

那一年，纽约有3000人都感染了伤寒，而玛丽或许就是这次伤寒暴发的根源。从目前的医疗来看，病原体沙门杆菌是一种细菌，依靠抗生素就可以有效地治疗。但抗生素在1948年才问世，那时是1907年。为了避免疾病继续蔓延，那位医生得到卫生部的应允，携警察再次找到了玛丽。他们强迫玛丽留下粪便样本，最终的化验结果显示，粪便中伤寒沙门菌呈阳性，玛丽被确认为人类历史上第一位"无症状感染者"。

随后，玛丽被带到了一座孤岛上的医院隔离起来。在两年的孤寂隔离中，没有人向她解释无症状携带是一件多么可怕而严重的事。玛丽一共被检测了163次粪便，其中有120次都呈阳性。她还被给予了一些治疗，但并没有起到明显的效果。曾有人提出，摘除聚集着病原体的胆囊会让她不再是携带者。可"健康"而孤独的玛丽选择了拒绝。

两年后，新的健康委员会投票决定解除玛丽的隔离，但前提是玛丽不可以再做厨师。因为如果玛丽本人没有良好的卫生习惯，那么病菌很容易在做饭的时候传播给他人。玛丽答应了，她重获自由。可是，她并没有信守承诺。

靠厨艺谋生的她又成为了厨师，悲剧便再次发生。3个月内又有至少25人因她感染。事件引发了轰动，媒体开始报道这位病原体携带者，并用"伤寒玛丽"这个名字来代称她。玛丽再次被带回了那座孤岛上的医院，在那里走完了人生最后的28年。

有关玛丽的故事讲完了。如今，"伤寒玛丽"在医学上用来代指传染病的无症状感染者，而它所反映的可不只是一个医学问题。如果有人能向玛丽说明她本人的病情，如果能在第一次隔离的时候摘除她的胆囊，那么玛丽将收获余生30年的自由。人们一直在从法律和道德的层面思考，如何在降低无症状感染者对公共健康的威胁，与尽可能保证他们自身的权利之间寻求平衡？

毕竟，玛丽的梦想，只是做一位优秀的厨师。

# 18 流行性脑脊髓膜炎
## 昔日人人恐惧的死神之刃

流行性脑脊髓膜炎简称流脑，是由脑膜炎球菌通过呼吸道传播引起的化脓性脑脊髓膜炎，属乙类传染病。该病是一种常见病、多发病。遍布全球，在温带地区可能出现地方性流行，全年均有散发病例出现，季节性发病高峰为冬春季节。在流脑流行的季节对15岁以下儿童注射流脑疫苗是一种有效的预防措施。

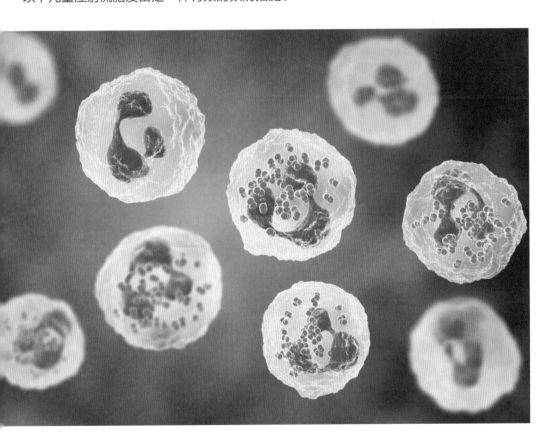

脑膜炎球菌属奈瑟氏菌属，为革兰阴性球菌，呈卵圆形，常成对排列。该菌仅存在于人体，可从带菌者鼻咽部，患者的血液、脑脊液和皮肤瘀斑中检出。脑脊液中的细菌多见于中性粒细胞内，仅少数在细胞外。本菌对寒冷、干燥及消毒剂极为敏感，在体外极易死亡。

**病原体**

# 传染源

带菌者和流脑患者，流行期间人群带菌率可高达50%。

# 易感人群

人群普遍易感，本病隐性感染率高。

## 普通型

1. 上呼吸道感染的症状。
2. 发热头痛呕吐、神态淡漠，70%出现体表瘀点。
3. 脑膜刺激征表现，颈项僵硬、高热、剧烈头痛、呕吐。

## 休克型

1. 寒战、高热（或无热）。
2. 面灰色白、手脚冰冷、皮肤花斑，血压下降。
3. 全身出现瘀斑。

# 传播途径

## 空气传播

该病菌在外界生活力极弱，故间接传播的机会较少。病原菌借飞沫直接由空气传播。

# 症状和类型

脑膜炎是常见临床表现，潜伏期2~10天，平均约4天。主要有发热、剧烈头痛、恶心、呕吐、畏光、皮肤瘀斑等。本病致死率8%~15%，10%~20%存活者留下后遗症。

手脚冰冷

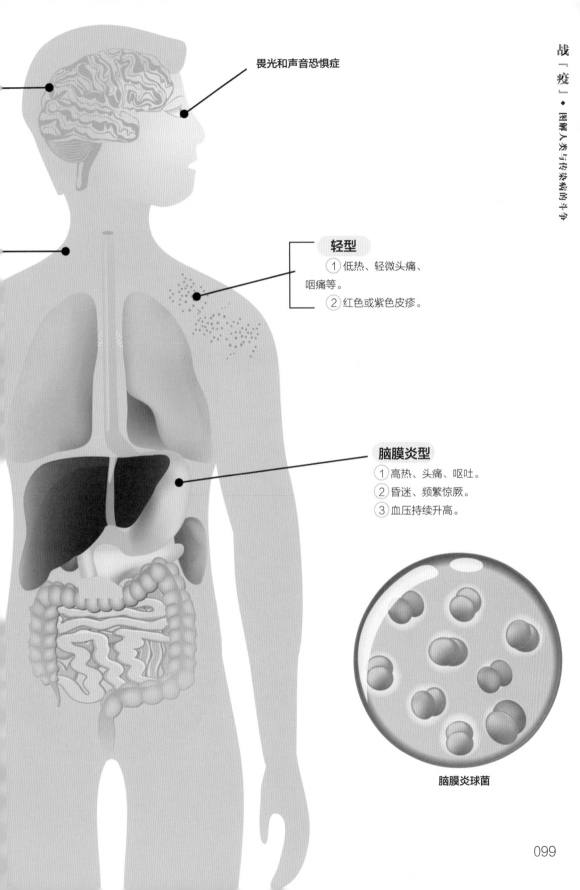

畏光和声音恐惧症

**轻型**
① 低热、轻微头痛、咽痛等。
② 红色或紫色皮疹。

**脑膜炎型**
① 高热、头痛、呕吐。
② 昏迷、频繁惊厥。
③ 血压持续升高。

脑膜炎球菌

**治疗原则**

1 **抗菌治疗** 一旦高度怀疑流脑，应在半个小时内给予抗菌治疗。

2 **对症治疗** 一般的对症治疗强调早期诊断，立刻住院进行隔离治疗，密切监护。

3 **预防并发症** 做好护理，预防并发症。保证足够液体量、热量及电解质。高热时可采用物理降温和药物降温。

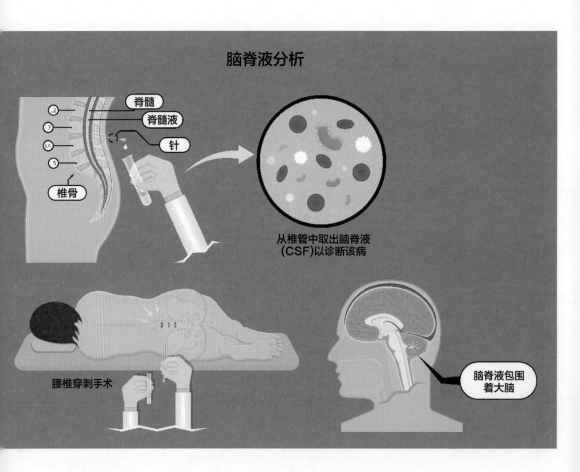

脑脊液分析

脊髓
脊髓液
针
椎骨

从椎管中取出脑脊液（CSF）以诊断该病

腰椎穿刺手术

脑脊液包围着大脑

**预防**

保持室内的清洁，勤晒衣服保持室内的空气流通。

注意保暖，预防感冒。在剧烈运动过后，及时把汗擦干，穿好衣服。在病毒流行期间，避免大型集会和集体活动，不要去公共场所。

# 19 百日咳
## 远古而来的"鸡鸣声"

百日咳是一种高传染性呼吸道疾病，由生活在口腔、鼻腔和喉咙的百日咳鲍特菌引起，属于乙类传染病。该病是最危险的婴儿疾病之一，很容易通过咳嗽或打喷嚏产生的飞沫在人与人之间传播，本病在较小的婴儿中会引起呼吸暂停疾病的周期性发作，使患儿因窒息而死亡。百日咳应用抗生素治疗，并可通过免疫接种来预防。百口咳症状较轻但会传染给婴儿，应予以重视。

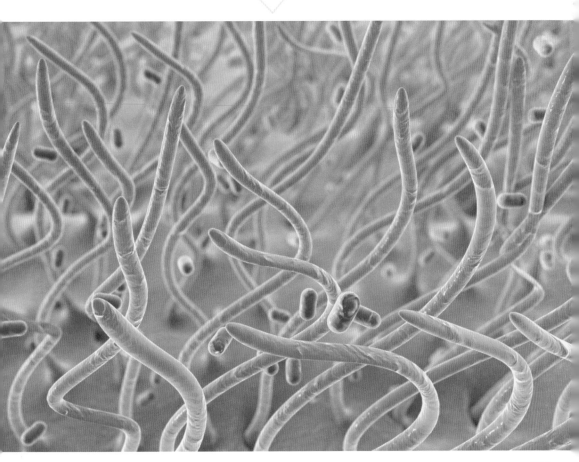

## 病原体

百日咳的病原体为百日咳鲍特菌，短杆状或椭圆形，长0.3~0.5mm。为需氧菌。

百日咳杆菌对一般理化因子抵抗力甚弱，56℃30分钟、日照1小时即可被杀死。在干燥尘埃中能存活3天。

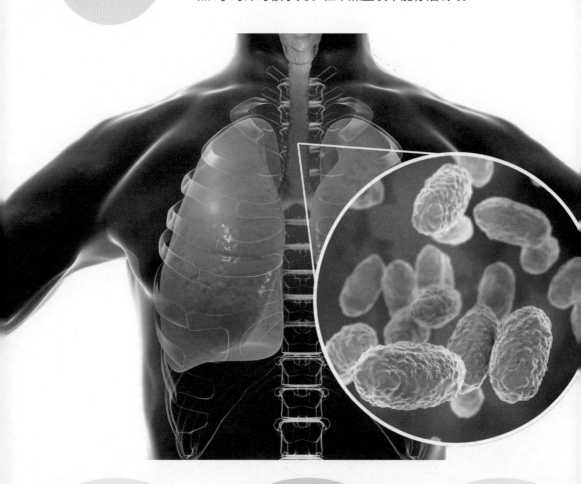

### 传染源

百日咳患者、隐性感染者及带菌者为传染源。潜伏期末到病后2~3周传染性最强。

### 易感人群

人群普遍易感，婴幼儿最易感染。

### 传播途径

主要通过飞沫传播，还可以通过间接接触进行传播。

## 症状

百日咳潜伏期一般为7~14天，病程可长达6周。典型的百日咳经历卡他期、痉咳期、恢复期3个病程。

卡他期：有轻微的咳嗽、鼻炎等，约2周时间。

痉咳期：其后咳嗽加剧、连续咳嗽不止、头颈部静脉充血，面红耳赤或上唇紫绀和流鼻涕。随后伴有呕吐，吸长气时发出特殊高调的鸡鸣样吼声，发作症状一般持续4~6周。最常见的并发症为肺炎，这也是百日咳患者死亡的主要原因。

恢复期：咳嗽次数明显减少，至咳吐消失，逐渐恢复正常。

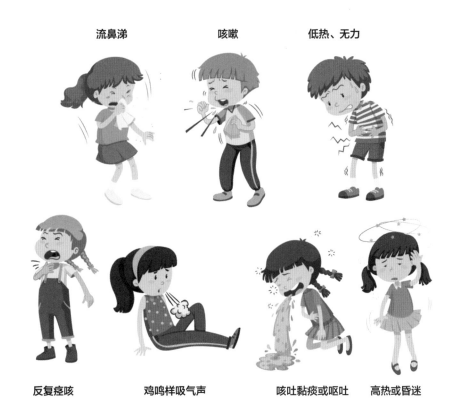

流鼻涕　　　　咳嗽　　　　低热、无力

反复痉咳　　　鸡鸣样吸气声　　　咳吐黏痰或呕吐　　高热或昏迷

## 预防

1 按时接种白百破三联疫苗。

小孩出生后3足月开始可接种疫苗，只要按时、足量、全程接种百白破混合制剂，可以起到预防作用。

2 有患者接触史者应观察3周。

3 病情高发期间，尽量避免去公共场所。

4 室内通风，保证充足的休息。

5 均衡营养，避免吃刺激性食物，防止剧烈咳嗽时呕吐。

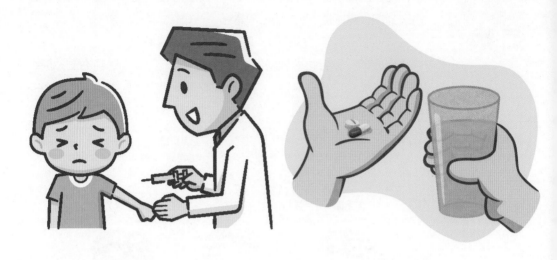

接种疫苗　　　　　　　　　　　　　口服红霉素

**治疗原则**

该病以抗菌药物治疗为主，还需要辅以一般治疗、对症治疗和针对并发症的治疗等。

**历史事件**

百日咳是自古已有的传染病，但是"百日咳"这一病名，并非中医学所固有，也不是从西医学翻译而来。中国医学界确定并正式采用"百日咳"之病名，迄今还不到一百年。

古代中医称之为"鸡咳""鹭鸶咳"。清代吴瑭《温病条辨》、明代虞抟《医学正传》、清代赵学敏《本草纲目拾遗》都对百日咳的症状有记载。

百日咳的英文名称为Pertussis,意思是激烈的咳嗽;另一为Whooping Cough,意思是发出"荷荷声音"的咳嗽。二者都没有"百日"的意思。

至于中文"百日咳"病名，是在19世纪40年代以后的一百多年里由多位外国医师、中国西医师以及若干位中医师和学者，结合百日咳的西医学和中文名词等，不断反复推敲和商讨之后确定的。百日咳发病并不是咳嗽百日，而是咳嗽时常一般持续两三个月的泛称。

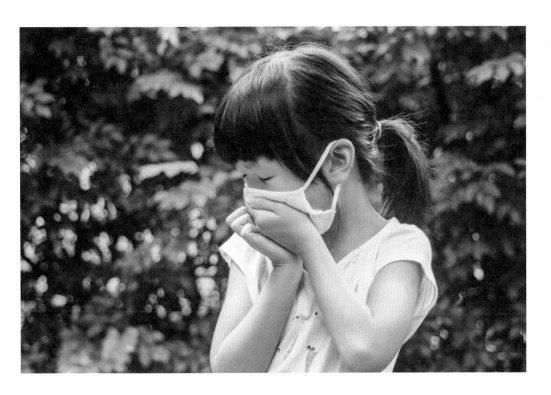

## 最近情况

在百日咳疫苗研制出来之前，百日咳是一种流行性传染病，基本每隔3年就会出现一次流行高峰，主要是婴幼儿感染，病死率非常高。普及百日咳疫苗的预防接种后，其发病率已经明显下降。

但是近20年全球百日咳又出现了上升趋势，各个年龄阶段都有发病者，其中小于6月龄的婴儿、青少年和成人病例占多数。

近年来国外的百日咳病情有复活加重之势。加拿大环球邮报曾头版刊登了题为《一个致命疾病的复活——我们做错了什么？》的一篇关于百日咳死灰复燃的文章。指出由于疫苗普及率的下降以及疫苗效果的减弱，北美目前面临着五十多年来最严重的百日咳疫情。美国各地也频频暴发百日咳，北美及欧洲百日咳发病率的不断攀升，国内外人员进出频繁，国内也会受到一定的影响，所以带宝宝出国旅游的父母则要格外注意，最好避开去疫情严重的国家和地区旅游。国外情况不容乐观，在我国也有百日咳重现的问题。

## 20 新生儿破伤风
### 曾经的新生儿"杀手"

破伤风是破伤风梭菌的孢子引起的特异性感染疾病。任何人都可能感染破伤风，但这种疾病在未接种含破伤风类毒素的疫苗的新生儿和孕妇中尤为常见和严重，生命的前28天内的破伤风称为"新生儿破伤风"。1988年全球估计有78.7万名新生儿在其生命的第一个月死于破伤风。

新生儿破伤风，潜伏期一般为5~7天，所以又称"四六风""脐风""七日风"等，发病的主要原因是接生时用未经严格消毒的剪刀剪断脐带，或接生者双手不洁，或出生后不注意脐部的清洁消毒，致使破伤风杆菌自脐部侵入所致。非正规的人工流产后也有可能造成感染。接种破伤风疫苗，可以预防破伤风。

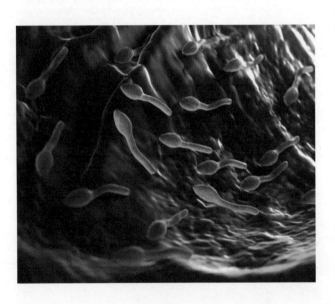

## 病原体

破伤风杆菌属革兰阳性厌氧菌，广泛分布于自然界。菌体呈细长杆状，培养24小时后，几乎所有菌体都能产生芽孢。芽孢起初位于菌体近端，呈卵圆形，以后逐渐膨大为球形并移至顶端，使细菌呈典型的鼓槌状。

## 传染源

传染源一般不是破伤风患者。接生人员的手或所用剪刀、纱布未经消毒或消毒不严密，脐部被破伤风杆菌侵入而引起。

## 易感人群

在不洁条件下生产的婴儿，具有感染的高风险。人群普遍易感，主要是通过伤口创伤被感染，少数患者会发病。患病后可再次感染。

**传播途径**

　　新生儿破伤风常见感染途径是脐带感染，接触性传播指用不洁器械切割脐带，使脐带口被破伤风杆菌污染导致感染。

**症状**

　　新生儿破伤风表现为拒食和难以张口，不能吸吮乳头或奶瓶，出现苦笑面容，双手紧握，足背屈，张力增高，病情进展迅速，可能出现肌肉强直和角弓反张。

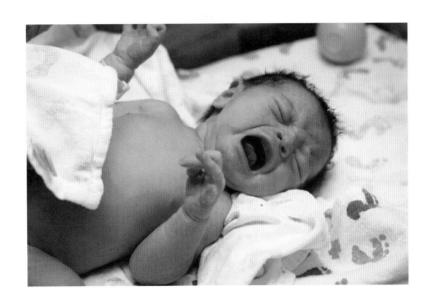

**治疗**

　　1 对患儿进行护理，将患儿置于安静、避光的环境，尽量减少刺激以减少痉挛发作。痉挛期应暂禁食，禁食期间可通过静脉供给营养，症状减轻后试用胃管喂养，脐部用3％过氧化氢清洗，涂抹碘酒、酒精。
　　2 控制痉挛，这是治疗本病的成败关键。
　　3 注射抗生素，如青霉素等可以有效地杀灭破伤风杆菌。

针对孕妇和新生儿的预防：

孕妇应接受破伤风免疫注射。分娩时应消毒接生，助产全过程应进行无菌操作。

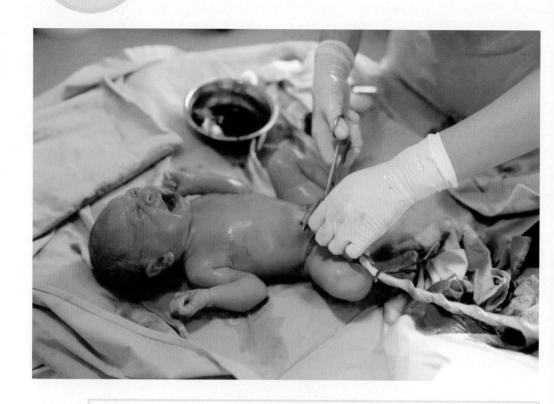

## 破伤风小知识

### 破伤风名字的由来

对于破伤风一病，人们对它的认识较早，古书上早有记载，但在古时候并没有有效的治疗方法。这种外伤受邪引起的痉证，汉代称其为"金创瘲疭"，隋朝称为"金创痉"，到宋代才定名"破伤风"。最早的"破伤风"一词的记录是在宋代《太平圣惠方》一书中，"身体强直，口噤不能开，四肢颤抖，骨体疼痛，面目喎斜，此皆损伤之处中于风邪，故名破伤风。"

新生儿破伤风俗称七日风，出生婴儿在七日后发病，这记录出自唐代《备急千金要方》。所以在清洁的时候一定要特别注意。

# 21 猩红热
## 令人惧怕的儿童红星点

猩红热是A群溶血性链球菌所引起的急性呼吸道传染病。中医称之为"烂喉痧"。其临床特征为发热、咽峡炎、全身弥漫性鲜红色皮疹和疹退后明显的脱屑。

猩红热一年四季均可发生，但以春季的4~5月、冬季的11~12月多见。发病年龄以3~8岁小儿为主，6个月以内婴儿因从母体获得被动免疫力，故很少发病。由于易感人群较为集中，猩红热疫情多发生在托幼机构和小学。本病目前尚无疫苗可预防，特异性治疗首选青霉素。

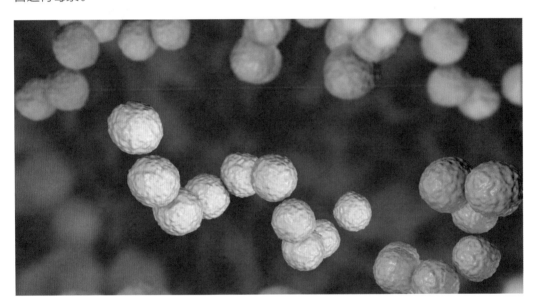

猩红热的病原为A群溶血性链球菌，外形呈球形或椭圆形，直径0.6~1.0μm，呈链状排列，长短不一，链的长短与细菌的种类及生长环境有关。

该菌在体外的生活力较强，在痰液、脓液和渗出物中能生存数周，60℃ 30分钟或碘酊中15分钟可以灭活。

## 病原体

## 传染源

其传染源是患者和健康带菌者。

## 易感人群

普通人皆易感染，发病多见于小儿，一年四季都有发生。

## 传播途径

空气飞沫传播是猩红热的主要传播途径，也可经接触感染。

# 症状

猩红热病情轻重可因机体反应性的差异而有所不同，分四期：

**潜伏期** 一般2~5天，最长12天。此期细菌在鼻咽部繁殖。

**前驱期** 表现为突然畏寒，高热、头痛、恶心、呕吐、咽痛、扁桃体红肿，局部有灰尘白色点片状渗出物，颈部淋巴结肿大伴压痛。婴幼儿起病时可发生惊厥。

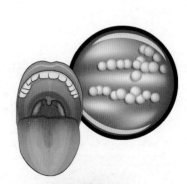

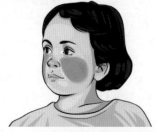

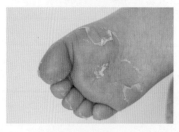

**出疹期** 大多在发病12~36小时内出现皮疹，个别可延缓到2天以后。

**恢复期** 退疹后一周内开始脱皮，脱皮部位的先后顺序与出疹的顺序一致。脱皮持续2~4周，不留色素沉着。

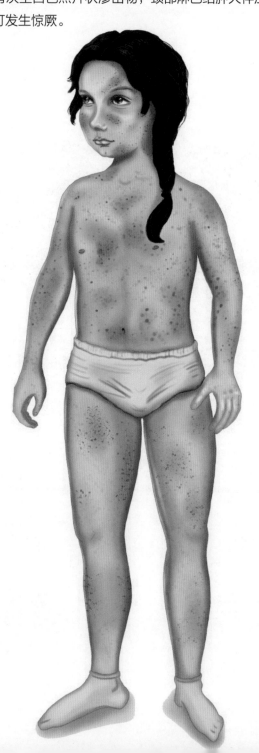

## 预 防

　　猩红热到目前为止还没有理想的可供使用的链球菌疫苗。预防应尽量不去公共场所。外出时戴口罩。公共场所应空气流通，必要时可进行空气消毒。

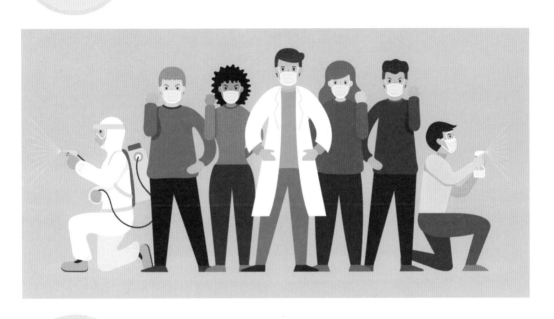

## 治疗 原则

　　病情较轻的患者可不治而愈，但是接受抗菌治疗可帮助恢复及预防并发症的发生。

　　急性患者需卧床休息，注意呼吸道隔离和手卫生。

　　针对病原的抗菌治疗可缩短病程，减少并发症。

## 猩红热 小知识

### 猩红热名字的由来

　　西方医学的希腊创始人希波克拉底可能早在公元前4世纪就描述了猩红热症状。

　　第一次正式确认该病是在1953年，意大利医生乔瓦尼·英格拉西亚将它命名为"罗萨利亚"。

　　1676年由英国医生托马斯·赛登汉姆提出的"猩红热"这个名字。

　　在那个时候，因为猩红热很罕见，所以他被认为是一种轻微的疾病，特别是与瘟疫相比，并未引起重视。

然而，19世纪20年代左右西欧和美国的工业革命引发了人口激增，城市人满为患，卫生条件差。这种情况导致猩红热症状明显增加，英国死亡病例从18世纪末的2%上升到1834年的15%。

在19世纪50年代，这被认为是造成美国作家海伦凯勒失去了她的视力和听力的疾病。

19世纪末，公共卫生和城市清洁有所改善，猩红热病例逐渐减少。

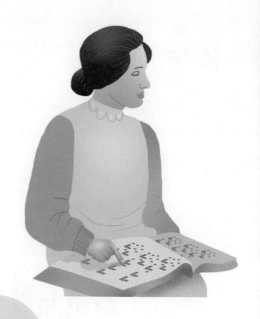

## 猩红热历史事件

### 才子梁遇春与猩红热

在我国历史上，有一位因患猩红热而不幸早年去世的才子，但少有人认识与提及他。

他便是20世纪初著名的散文家梁遇春。他的散文风格另辟蹊径，兼有中西方文化特，被郁达夫称为"中国的伊利亚"。

梁遇春是福建闽侯人，别署驭聪，又名秋心，1906年出生于福州城内一个知识分子家庭，1918年秋考入福建省立第一中学（今福州第一中学）。

1924年他进入北京大学英文系学习，因成绩优秀，毕业时留在系里任助教。后由于政局动荡，梁遇春到了上海暨南大学任教。1930年返回北京大学，在图书馆负责管理北大英文系的图书，兼任助教。1932年夏天因感染急性猩红热，猝然去世，年仅27岁。

梁遇春是中国现代文学史上一个被忽略的角色，在短短27年的生命里，他给我们留下了37篇小品文和二三十部译作，代表作品有《春醪集》和《泪与笑》。他在大学读书期间，就开始翻译西方文学作品，并兼写散文，他的散文独具一格，在现代散文史上具有不可替代的地位。留有少有的丰富著述足以证明他的才情与勤奋。他的一生犹如昙花一现，而今天我们读他的散文，仍然还会为其中闪现的智慧灵动与强烈张力而倾心激动。

## 22 布氏菌病
## 会致人"懒"的病毒

　　布氏菌病是由布氏菌属的细菌侵入机体，引起传染的人畜共患的传染病，为乙类传染病。大多数布氏菌病患者均有乏力症状，容易疲劳且不易消除，所以又被称为"懒汉病"。本病潜伏期1~3周，病程3~12月，多数患者只要治疗及时，措施得当，一般预后良好。个别病例可以自愈，如不及时治疗易由急性转为慢性，甚至终身不愈。

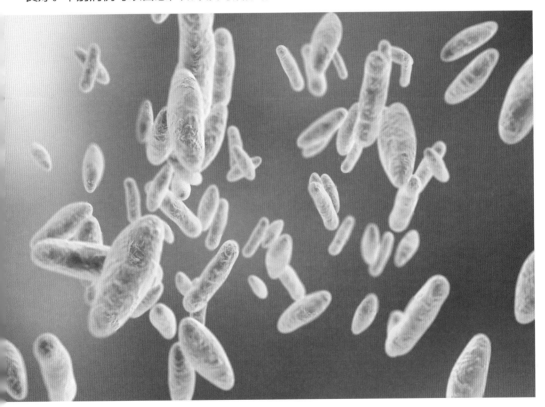

　　布氏菌病的病原体为布氏菌，呈微小的球杆状，无芽孢、无鞭毛、不形成荚膜。染色后在普通光学显微镜下呈微小的球状、球杆状和卵圆形。

　　布氏菌对常用的化学消毒剂敏感，加热60℃或日光下暴晒10~20分钟可将其杀死。这种细菌在自然环境中生存能力强，在乳及乳制品、皮毛中可以长时间存活，在病畜的分泌物、排泄物及死畜的脏器中能生存4个月左右，在食品中能生存2个月。

**病原体**

## 传染源

羊在国内为主要传染源，其次为牛和猪。

## 易感人群

易感人群是从事肉类加工、挤奶等的工作人员和养殖户。其次是家庭个体。

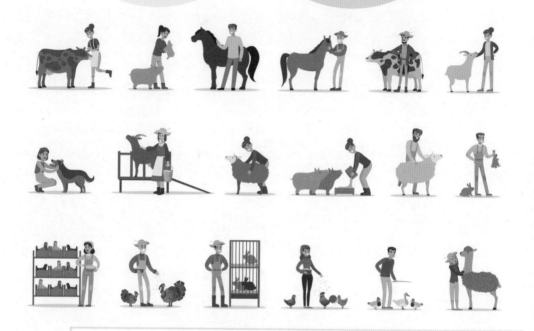

## 传播途径

### 接触性传播

这是最主要的传播方式，人接触到病畜的分泌物、排泄物等会直接感染。在农牧区，对人类危害最大的是患布氏菌病的羊。

### 空气传播

被患布氏菌病的牲畜污染的空气、尘埃等，经体表皮肤黏膜，进入消化道、呼吸道也会感染布氏菌。

### 食物和水传播

被患布氏菌病的牲畜污染的食物和水同样具有传染性。

**症状**

**发热：** 典型病例表现为波状热，即体温升至39℃或以上，数天下降至正常水平，持续数天后又逐渐升高，常伴有寒战、头痛等症状。

**多汗：** 急性期病例出汗尤重，可湿透衣裤、被褥。

**肌肉和关节疼痛：** 为全身肌肉和多发性、游走性大关节疼痛。

**乏力：** 几乎全部病例都有此表现。

**肝、脾及淋巴结肿大：** 多见于急性期病例。

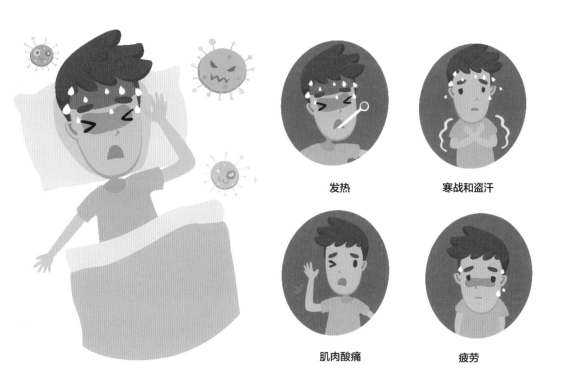

发热

寒战和盗汗

肌肉酸痛

疲劳

**治疗原则**

**一般治疗**

卧床休息，营养饮食，补充维生素B族和维生素C。高热者可同时应用解热镇痛剂。

**抗菌治疗**

肾上腺皮质激素与抗生素合用。

布氏菌病是一种可防可治的疾病。

1 吃煮熟卫生的食物。避免摄食未经巴氏消毒奶制品；避免进食生肉和半熟肉；避免进食七分熟以下的牛排和猪排。

2 注意饮食、饮水卫生。不吃不清洁的食物，饭前洗手，不喝生水。家庭用的菜刀、菜案，要生熟分开；切了生肉的刀、案，也要用热水消毒，避免污染其他餐具。

3 高危职业应该加强防护。兽医、牧民、屠宰场工人、牛奶工等，处理病死动物或动物组织或帮助动物分娩时应穿戴防护服、橡胶手套等。

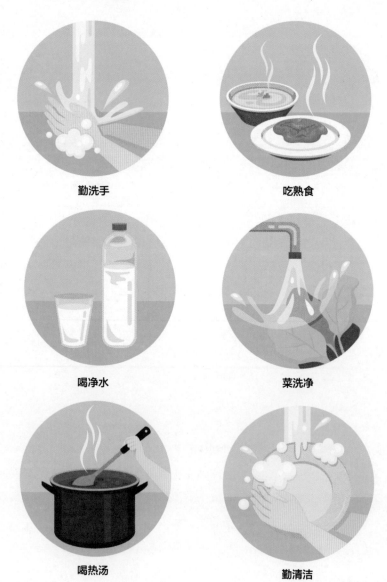

勤洗手　　　　　　　　　吃熟食

喝净水　　　　　　　　　菜洗净

喝热汤　　　　　　　　　勤清洁

## 布氏菌怎样被发现的

约在140多年前，大英帝国的远征军进驻到地中海沿岸国家及某些岛国时，驻扎在马耳他岛上的英国军队中突然出现了大批发热的士兵。患病的士兵出现高热、大汗、肝脾肿大等症状，军队中有不少士兵因此死亡。当时并不清楚这是什么病，就按当地地名将这种病命名为"马耳他热"等。

苏格兰的病理学家和微生物学家大卫·布鲁斯（David Bruce），他当时在地中海岛国马耳他担任军医，遇到大批士兵不明原因死亡，他展开了研究。为了找到死因，他给死亡的士兵做了尸检，剖检士兵脾脏时，用显微镜意外发现一种微小的细菌，将其命名为"马耳他微球菌"。他首次发现并分离出了这种病菌。

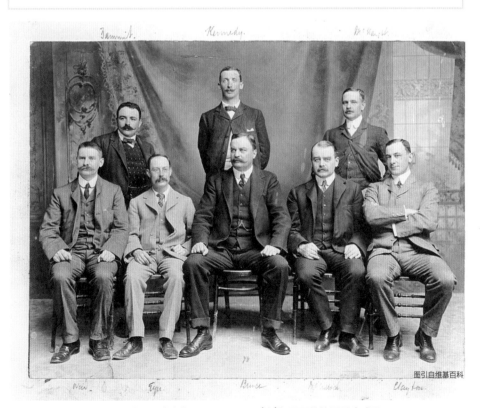

图引自维基百科

**大卫·布鲁斯David Bruce(中)与马耳他热委员会成员**

后人通过实验和观察证明它就是导致那些士兵发病的罪魁祸首。后来的学者们为了纪念他，就将这种细菌命名为布氏杆菌。

历史上最早的控制布氏病流行的措施是在19世纪20年代初，英国一个专门委员会在马耳他岛讨论布氏病的流行和预防时，从山羊奶中也检出了布氏菌。因此，大英帝国当时宣布在马耳他驻军时禁止饮用山羊奶，之后发病人数明显下降。

流行较严重的国家和地区有：欧洲、北非、东非的地中海国家、中东国家、印度、中亚、墨西哥以及中美洲和北美洲。

爱尔兰曾声称国内是没有布氏病菌的。然而在1990年代，布病在爱尔兰农场大规模暴发。在之后20年里，爱尔兰奶制品出口呈僵局状态。许多兽医和农民一直因布氏菌病遭受了许多痛苦。

爱尔兰政府为治疗此病耗费了几百万欧元，直到2009年，其政府宣布终于彻底消灭了布氏菌病。农业部长布兰登·史密斯甚至把宣布消息的那一天称为"爱尔兰历史上的里程碑"。

在我国，目前布氏菌病的疫情仍然时有发生，曾暴发于东北、西北以及内蒙古等牧区。对于普通人而言，喝未经灭菌的生奶或奶制品，是感染的主要途径。

不过好在布氏菌不耐高温，巴氏消毒法就可以把它们杀灭。中国市场上合法销售的牛奶，都是经过巴氏或者超高温灭菌的，不会留下布氏菌。

布氏杆菌的特点是容易制造、较易控制。1950～1960年间，在战争期美军利用这些特点，制作生物武器时率先尝试的就是布氏杆菌。美国试验性的细菌战项目主要研究三种布氏菌：猪布氏杆菌、牛布氏杆菌、山羊布氏杆菌。在二战临近结束时，率先开发出猪布氏杆菌。只要在小炸弹里装猪布氏杆菌，当这种小炸弹在爆炸后会传播炭疽病毒。但在炸弹的运转试验中，美军发现这种细菌稳定性差、保质期短。因此只将它作为一种临时作战能力储备。最后，极具威力的细菌战在1972年终结，美国总统尼克松下令将美国兵工厂的残存生物武器全部销毁。

# 23 淋病
## 古老历史遗留的恶果

淋病为乙类传染病，是淋病奈瑟菌（简称淋菌）引起的以泌尿生殖系统化脓性感染为主要表现的性传播疾病。是一种古老而又常见的性病。近年来发病率居中国性传播疾病首位。多发生于青年男女。本病尚无有效疫苗预防，用特异性抗生素可以治愈。多数患者无症状或症状轻微不就医，但如不治疗发生并发症，女性后果比男性严重，且是重要传染源。

淋菌为革兰阴性双球菌，呈肾型，长0.6~0.8μm,宽0.5μm，成双排列，离开人体不易生存，一般消毒剂容易将其杀灭。淋球菌能黏附宿主黏膜，尤其是黏膜柱状上皮细胞。当被吞噬，在细胞中增殖，使细胞破坏；淋球菌释放到黏膜下层，引起局部炎症反应，出现大量脓液。

**病原体**

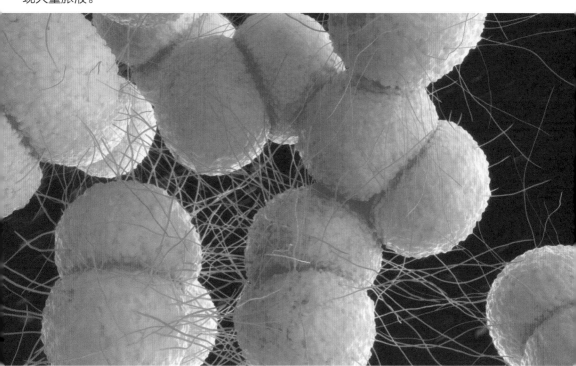

## 传染源

患病人群，患病的孕妇。

## 易感人群

人群普遍易感，尤其是有不洁性生活及性生活混乱者。

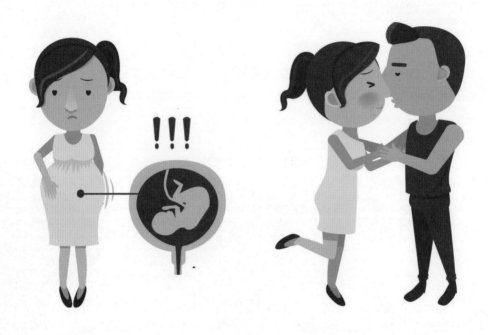

## 传播途径

① **接触性传播** 由于男女生理的差异，女性被感染的危险大于男性，估计与男性患者一次性接触，女性有50%被感染的可能，而男性与女性患者一次性接触，感染的机会只有20%。

② **母婴传播** 新生儿经过患病母亲产道可发生眼结膜的感染。

母婴传播

性传播

## 症状

病的潜伏期一般为2~10天，平均3~5天，潜伏期患者也具有传染性。

男性患者主要表现为尿道口有脓性分泌物流出，常伴有尿道痛等症状。

女性主要表现为宫颈炎，阴道有脓性或者血性分泌物流出；因早期女性症状表现不明显，如未经重视延误病情，可引起淋菌性盆腔炎，从而导致不孕、宫外孕等。

若新生儿分娩经产道时受染，2~3天后出现症状，多为双侧眼结膜充血、水肿及脓性分泌物。角膜受感染，溃疡、甚至穿孔，导致失明等。

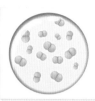

# 感染症状

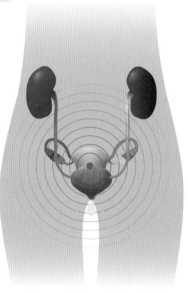

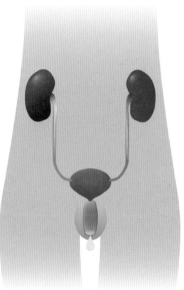

腹痛或者
性交疼痛

阴部排泄物出血

女性

肾脏感染

尿路感染

排尿灼烧感

睾丸肿胀

阴茎分泌物

男性

**治疗
原则**

淋病一般采用抗生素治疗,遵循及早治疗、足量、规则用药的原则,治疗过程中医生会根据病情的变化及时调整治疗方案。

此外,性伴侣也应同时进行检查和治疗,治疗后应进行随访;在没有完全治愈前禁止性行为。

**预 防**

① 洁身自好,提倡安全性行为,避免非婚性行为,防止交叉感染。

② 讲究个人卫生,衣裤分开清洗,用具单独分开使用。

③ 对患病性伴及时进行检查和治疗。

④ 对患病孕妇进行检查和治疗,新生儿出生后1小时以内用0.5%红霉素眼药膏或1%硝酸银眼药水点眼一次。

⑤ 高危人群定期检查。

## 最古老的性传播疾病之一

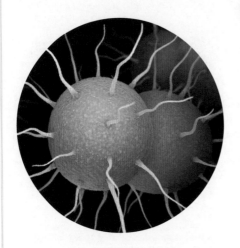

　　1879年，奈瑟从35例急性尿道炎、阴道炎及新生儿眼内脓液的分泌物中找到了淋球菌，故将淋球菌命名为淋病奈瑟菌。几年后有人在体外成功分离培养了淋球菌。1885年Bumm在人、牛及羊的凝固血清上培养出淋病奈瑟菌，将其接种在健康人的尿道内时，产生同样的症状，至此，淋球菌作为淋病的致病菌得以确立。

　　淋病是一种古老的性传播疾病，它的症状在公元前1500年的《旧约全书》中已有描述。希腊医圣希波克拉底（公元前400年）把淋病称为"维纳斯病"，即因性所致。希腊解剖学家、内科医生和作家盖伦（Galenus，129—199年）用希腊文Gonorrhea来形容淋病，意为"精子流动"（flow of seed），说明当时对精液与尿道内脓液混淆不清。Hunter（1728—1793年）认为根据传染的部位可决定疾病的类型，例如，淋病是发生在黏膜上，而梅毒下疳则发生在皮肤上。

　　在我国，《黄帝内经·素问》载曰："膀胱不和为癃。"张仲景在《金匮要略》这样描述淋病的："小便如浆状，小腹弦急，痛引脐中。"公元7世纪隋朝巢元方在《诸病源候总论》中把淋病分为七淋，即石淋、气淋、膏淋、痨淋、热淋、血淋、寒淋，后人认为此处膏淋为急性淋病，痨淋为慢性淋病。

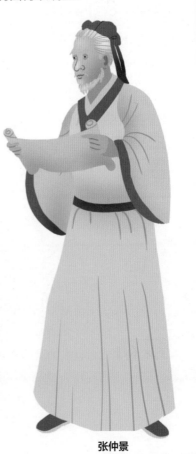

张仲景

# 24 梅毒
## 谈"虎"色变的恶之花

梅毒为乙类传染病，是由苍白(梅毒)螺旋体引起的慢性、系统性性传播疾病。绝大多数是通过性途径传播，临床上可表现为一期梅毒、二期梅毒、三期梅毒和潜伏梅毒。以阴部糜烂，外发皮疹，筋骨疼痛，皮肤起核而溃烂，神情痴呆为主要表现的传染病。患者在感染后1~2年内具有强烈的传染性。随着病期的延长，传染程度将变弱。

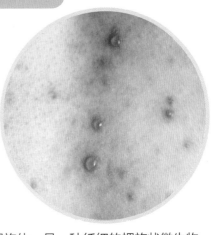

**病原体**

苍白螺旋体又称梅毒螺旋体，是一种纤细的螺旋状微生物，长5~20μm，宽0.2μm，有6~12个整齐的螺旋，透明而不易染色，折光性强，在室温下运动活泼。人是它的唯一宿主，离开人体后不易生存，干燥环境1~2小时即死亡，一般的消毒剂很容易将它杀死。

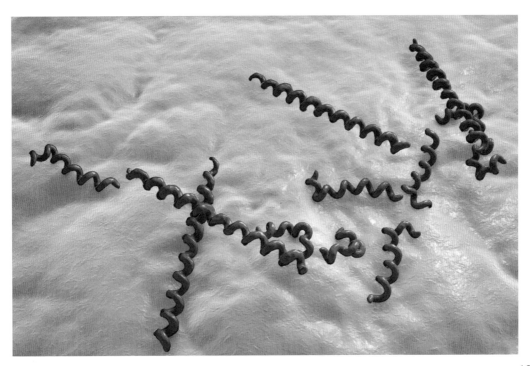

## 传染源

　　梅毒的传染源是梅毒患者，患者的受损害的皮肤、血液、精液、乳汁和唾液中均存在有梅毒螺旋体，与梅毒患者接触比较密切的情况下，也有可能感染。

## 易感人群

　　人群普遍易感。尤其是不注意卫生清洁的两性伴侣，或具有混乱性生活的人群。

## 传播途径

**接触性传播**

① **性传播**　性接触是梅毒的主要传播途径，占95%以上。

② **母婴传播**　患有梅毒的孕妇可通过胎盘传染给胎儿，引起胎儿宫内感染，可导致流产、早产、死胎或分娩胎传梅毒儿。一般认为孕妇梅毒病期越早，对胎儿感染的机会越大。孕妇即使患有无症状的隐性梅毒还具有传染性。

③ **血液传播**　梅毒还可以通过血液传播，输入了梅毒患者的血液可感染梅毒。

④ **亲密接触传播**　少部分人可通过接吻、握手或接触患者的衣物、用具等被感染。

血液传播

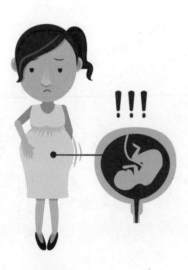

母婴传播

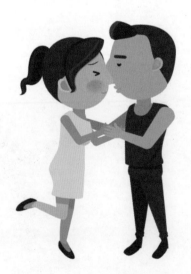

性传播

# 症状与类型

## 类型

梅毒可根据不同的传染方式分为后天梅毒和先天(胎传)梅毒。

### 后天梅毒

|  | 起病时期 | 特征表现 | 传染性 |
|---|---|---|---|
| 一期梅毒 | 常在感染后2~3周开始发病 | 硬下疳、腹股沟淋巴结肿大 | 硬下疳传染性极强 |
| 二期梅毒 | 常发生在硬下疳消退3~4周（感染9~12周后） | 梅毒疹、全身表现 | 传染性强 |
| 三期梅毒 | 早期梅毒未治疗或治疗不充分，经过3~4年（最早2年，最晚20年） | 梅毒瘤、骨梅毒、神经梅毒 | 传染性弱 |

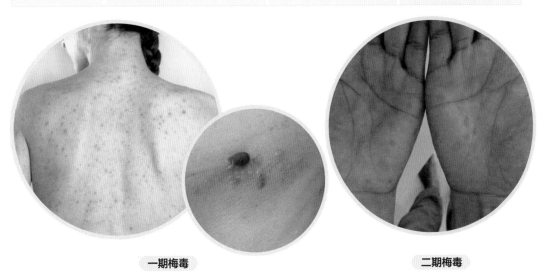

一期梅毒

二期梅毒

## 类型

### 先天梅毒

未治疗的早期梅毒孕妇，可产生流产、死胎、早产和先天梅毒儿。早期先天梅毒表现基本与成人二期梅毒相同；晚期先天梅毒与后天晚期梅毒一样，除可出现皮肤黏膜、中枢神经系统和心血管系统损害外，还可影响儿童生长发育，致畸。

**预防**

1　梅毒主要是由性接触传染，提倡良好性道德观和推广使用安全套。洁身自爱，提高防范性病的认识。不共用注射器，避免不卫生文身。

2　梅毒高发地区进行监测检查。在婚检、产前、就业和各行业健康检查时，做梅毒血清学检查，加强监测的范围和力度。出现梅毒患者的家庭做好消毒工作。

3　与患者有过接触的人，尽早就医进行预防性治疗。

4　加强婚前和产前检查，孕妇在产检时可进行梅毒血清筛查。

**治疗原则**

梅毒不能自愈，患者和性伴侣都需要接受严格的检查和治疗。

早期发现，及时正规治疗，对预后影响很大。

目前,青霉素类为治疗梅毒的首选药物，可用于各期的梅毒患者，应遵循及早、足量、规范的治疗原则。早期梅毒可治愈，晚期梅毒虽然可以进行抗梅毒治疗，但无法逆转已经造成的身体损害。

定期检查、随访，是监测和保证治疗效果的重要环节。

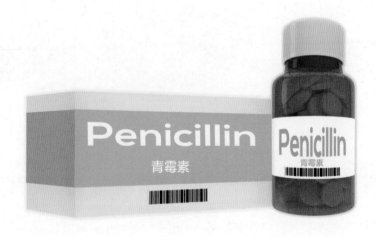

# 梅毒
# 历史事件

## 梅毒的来历

天花、鼠疫、梅毒，恐怕是历史上对人类影响最大的三个疾病。

梅毒与其他两个不同的一点就在于没有人知道它是从哪来的。

最先出现梅毒症状是在地中海区域的一场战争后。1495年，法兰西国王查理八世的大军占领了那不勒斯王国。在法国侵略者的部队中，有不少士兵起红疹，长水疱，这种疾病第一次被大家注意。接着暴发了一场前所未见的恐怖瘟疫，就是梅毒。这种病迅速在法国军队里蔓延开来，以至于法国被迫放弃了这一战役。

由于法国军队里的战士来自欧洲各地，战争结束，这些士兵就将这个病散播到欧洲各地。

疾病很快就传遍了欧洲，只用3年就传到印度加尔各答，大约1505年进入中国。25年间，整个欧亚大陆连同周围岛屿，无一幸免。

每个国家都不认为这种疾病始发于自己的地区，对这种病都有不同称呼。最开始大家口耳相传称其为"法国瘟疫"，而愤怒的法国人将这种病命名为"那不勒斯病"。德国人和波兰人叫它"法国病"，俄罗斯人叫它"波兰病"，奥斯曼土耳其人和阿拉伯人称之为"基督徒病"，印度人叫它"葡萄牙病"，中国北方人称之为"广东疮"，日本人则称之为"中国病"。

1530年，意大利的医生弗拉卡斯特罗写下一个拉丁语名字"Syphilis"，汉语叫它"梅毒"。

那梅毒究竟从哪来？据推测梅毒最初出现来源于美洲。普遍认为，是航海家哥伦布的水手们从美洲把梅毒带回了欧洲，但是具体来自何处无从得知。

16世纪以前，中国尚无梅毒的记载。

最先是西班牙人和葡萄牙人把梅毒传播到了亚洲，之后传到印度。大约于1505年，梅毒由印度传入中国广东岭南一带，此后梅毒向其他省份传播。

中华人民共和国成立以后，梅毒在中国逐渐被消灭。改革开放之后，对外交流日益频繁，梅毒和其他性传播疾病又开始迅速蔓延。直到现在，梅毒这种疾病还时有发生。

# 25 钩端螺旋体病
## 来自啮齿动物的攻击

钩端螺旋体病为乙类传染病，简称钩体病，是由致病性钩端螺旋体引起的动物源性传染病。呈世界性范围流行，在东南亚地区尤为严重。

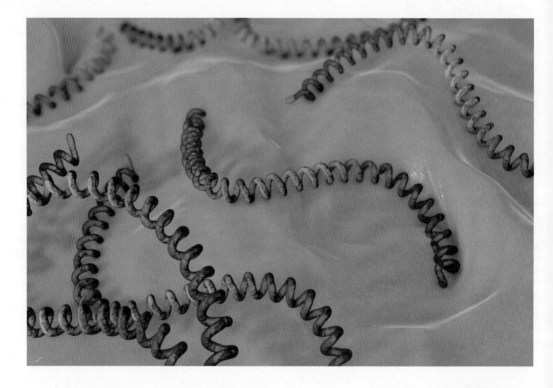

钩端螺旋体（简称钩体）属螺旋体目，呈细长丝状（直径0.1μm，长6~12μm）、圆柱形，螺旋顺时针盘绕，每个菌体有18个以上螺旋盘绕。在暗视野显微镜下观察，其一端或两端弯曲呈钩状，常为"c""s"等形状，运动活泼。

我国已从67种动物分离出钩体，其中危害最大的主要宿主动物是啮齿动物，以及家畜，包括猪、犬和牛。

## 病原体

## 传染源

携带病毒的啮齿动物：黑线姬鼠、黄毛鼠、黄胸鼠和褐家鼠，以及家畜，包括猪、犬和牛。

## 易感人群

人群普遍易感，尤其是牧民、兽医、农民、渔民等经常接触动物和水体的工作人群。

## 传播途径

### 接触性传播

钩体在野生动物体内长期存在，家畜和野生动物之间可以互传。人因直接或间接与带菌动物的尿污染的水体接触，钩端螺旋体通过破损皮肤或黏膜进入血循环，引起菌血症和中毒血症。

### 水和食物传播

吃了被带菌动物的尿液污染的食品或未经加热处理的食物后，钩体容易经消化道黏膜入侵体内。包括呼吸道和生殖系统的黏膜，都是钩体容易侵入的途径。

钩体病潜伏期2～20天。

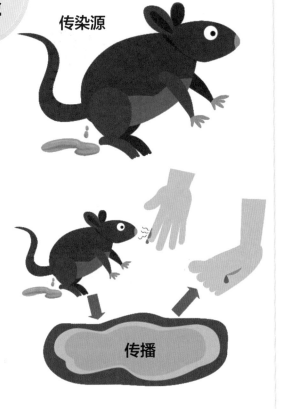

传染源

传播

## 症状

1 临床症状表现有发热、头痛、全身乏力、眼结膜充血、腓肠肌压痛、淋巴结肿大。

2 还可以引起视觉系统病变，重症者可以累及肺脏、心脏、血液、肾脏及肝脏等多脏器损害，危及生命。

3 可以出现并发症，如眼并发症、神经系统并发症。

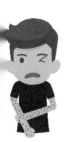 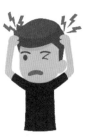 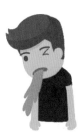 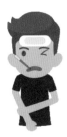 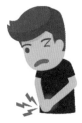 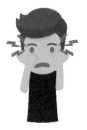

皮疹　头痛　呕吐　高热　腹痛　红眼

腓肠肌压痛

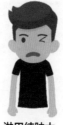
淋巴结肿大

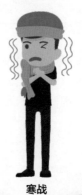
寒战

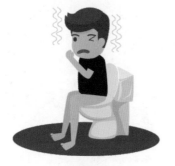
拉肚子

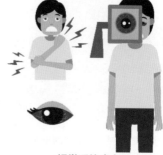
视觉系统病变

**预 防**

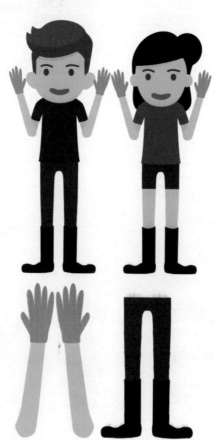

1 消灭和管理动物宿主。
2 管理好疫区用水。
3 消毒。
4 做好个人防护等。
5 积极驱鼠、灭鼠。

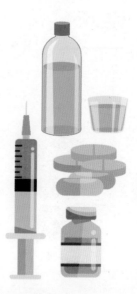

## 治疗原则

钩体病的治疗原则是"三早一就"，即早发现、早诊断、早治疗和就地治疗。本病治疗应重视以有效抗生素及时消灭机体内病原体，"三早"对控制病情的发展具有重要的意义。并应强调休息，细心护理，注意营养，酌情补充热能及维生素 B 族和维生素 C。

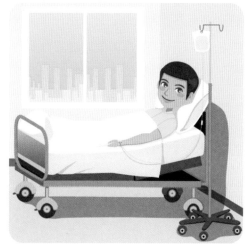

## 钩体病小档案

历史上有关钩体病的最早记载是1886年，德国医师Weil观察到4例具有传染性的黄疸病例，因而钩体病又称"外耳病"。

我国于1937年，最先由汤泽光报告了3例外耳病，他将患者血液注入豚鼠，在豚鼠肝脏切片中，观察到了典型的钩体。

1939年钟惠澜报告2例脑膜炎症状钩体病患者，并得到血清学证实。

钩端螺旋体病是在世界各地都广泛流行的一种人畜共患病，中国绝大多数地区都有不同程度的流行，尤以南方各省最为严重，在多雨、鼠类等动物活动频繁的夏、秋季节最为流行，以农民、支农外来人员、饲养员及农村青少年发病率较高，对人民健康危害很大，是中国重点防治的传染病之一。

血吸虫病是指感染血吸虫所致的寄生虫病。在我国特指日本血吸虫病，是由日本血吸虫寄生于人和哺乳动物体内所引起的疾病。长江流域是我国血吸虫病的主要流行区；不论何种性别、年龄和种族，人群对日本血吸虫皆有易感性；在多数流行区，通常在11～20岁感染率升至高峰，以后下降。血吸虫病属于我国丙类传染病。

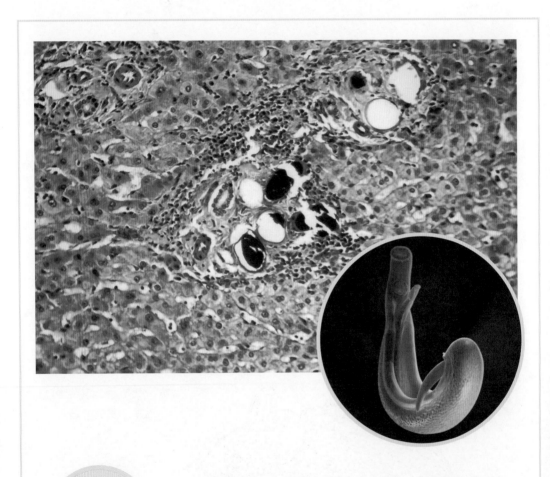

**病原体**

血吸虫是血吸虫病的病原体。这是一种寄生在宿主静脉中的扁形动物。血吸虫寄生于多数脊椎动物，卵穿过静脉壁进入膀胱，随尿排出。幼虫在中间宿主螺类体内发育。成熟幼虫通过皮肤或口进入终宿主——人的体内。

# 传染源

吸血虫病患者、牛和不圈养的猪是主要的传染源。

# 易感人群

人群普遍易感。居民的感染率与当地钉螺受染率成正比。

## 传播途径

主要通过皮肤、黏膜与疫水接触受染，首先由患者或者保虫宿主随粪便排出虫卵，在水中孵化成毛蚴，毛蚴感染中间宿主钉螺，并在其体内发育繁殖，最后形成尾蚴，自钉螺体内逸出。而当尾蚴遇到人体或者保虫宿主，就会从皮肤侵入体内。

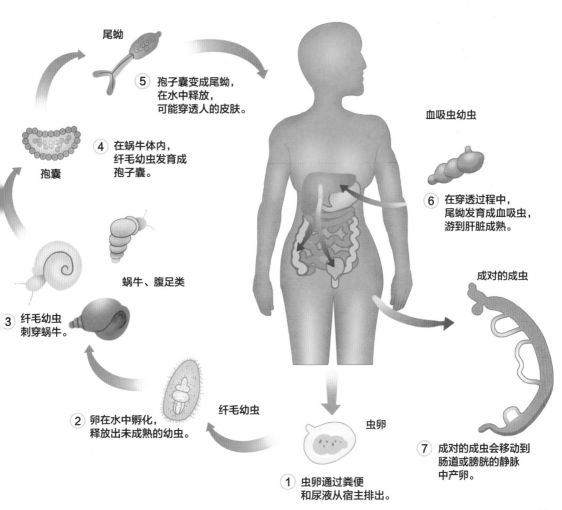

尾蚴

⑤ 孢子囊变成尾蚴，在水中释放，可能穿透人的皮肤。

④ 在蜗牛体内，纤毛幼虫发育成孢子囊。

孢囊

蜗牛、腹足类

③ 纤毛幼虫刺穿蜗牛。

② 卵在水中孵化，释放出未成熟的幼虫。

纤毛幼虫

① 虫卵通过粪便和尿液从宿主排出。

虫卵

血吸虫幼虫

⑥ 在穿透过程中，尾蚴发育成血吸虫，游到肝脏成熟。

成对的成虫

⑦ 成对的成虫会移动到肠道或膀胱的静脉中产卵。

## 症状

血吸虫病可分为急性、慢性和晚期三种。当尾蚴侵入皮肤后，部分患者局部出现丘疹或荨麻疹，称尾蚴性皮炎。当雌虫开始大量产卵时，少数患者出现发热反应，伴有腹痛、腹泻、肝脾肿大，粪便检查血吸虫卵或毛蚴孵化结果阳性，此时为急性。随后病情转向慢性，在流行区，90％的血吸虫患者为慢性血吸虫病，表现腹泻、粪中带有黏液及脓血、肝脾肿大、贫血和消瘦等。一般在感染后5年左右，部分重感染患者开始发生晚期病变。

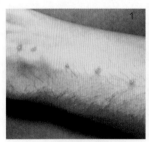
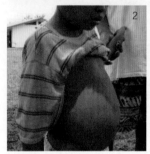
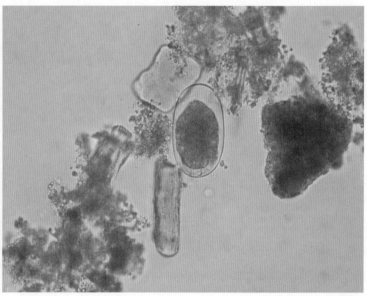

1皮疹、2肝脾肿大儿童，均引自维基百科

## 治疗原则

在急性期，针对患者的发热症状，可用肾上腺皮质激素或者解热剂缓解症状。针对慢性和晚期患者，要加强维生素和蛋白质的补充，对贫血的症状进行治疗。吡喹酮为治疗血吸虫病首选药物。具有高效、低毒、副作用轻、口服、疗程短等优点。对幼虫和成虫都有杀灭作用。

## 预防

1 查治患者、病牛、消灭传染源。

2 疫区需要开展"灭螺""管粪"活动，注意个人防护。

3 在接触疫水之前涂抹防护油膏，预防血吸虫感染。

4 在接触疫水以后，及时去当地的疾控中心进行检查和早期的防治。

**血吸虫小知识**

## 血吸虫病在中国怎么被发现的

血吸虫病在中国很早就已经存在，在19世纪70年代两湖地区考古发掘的多个汉墓中均检测到血吸虫虫卵。但在医书等传统的文献中，只有零星记载，一直未受到特别的关注。1905年，美国籍医生罗根在《中华医学杂志》上第一次向世界报道了中国发现血吸虫病的病例，中国的血吸虫病才首次被确认。

# WHO关于血吸虫病的5个事实

**事实1** 更多的人需要获得血吸虫病的治疗。

2016年，估计至少有2.06亿人需要获得血吸虫病治疗，而同年得到治疗的实际报告人数为8920万人。

**事实2** 血吸虫病在热带和亚热带地区流行。

血吸虫病尤其会在饮用水源不够安全且环境卫生不佳的贫穷社区流行。估计至少有90%需要得到血吸虫病治疗的患者生活在非洲。

**事实3** 血吸虫病造成相当严重的经济和健康影响。

它会导致儿童贫血、发育迟缓及学习能力下降。不过，经过治疗，这些影响通常都可以逆转。慢性血吸虫病可能会影响工作能力，在某些情况下可能会导致死亡。女性生殖器血吸虫病的症状是阴道分泌物、出血、性交疼痛，也可能导致不孕。

**事实4** 尿和粪便标本可发现血吸虫病。

尿路血吸虫病较容易通过尿中带血(血尿)发现。肠道血吸虫可引起腹痛、腹泻和便血。可通过检查粪便标本得到诊断。

**事实5** 可用吡喹酮来治疗血吸虫病。

世界卫生组织建议利用吡喹酮治疗各类血吸虫病。该药有效、安全，并且在大规模治疗活动中可免费获得。

## 27 疟疾
### 蚊虫惹的祸

疟疾，俗称打摆子，是一种经按蚊叮咬或输入带疟原虫者的血液而感染疟原虫所引起的虫媒传染病。疟疾是由疟原虫引起的寄生虫病，不同的疟原虫分别引起间日疟、三日疟、恶性疟及卵形疟。于夏秋季发病较多。在热带及亚热带地区一年四季都可以发病，并且容易流行。

### 病原体

疟疾的病原体为疟原虫，按蚊是传播的自然媒介。疟原虫种类繁多，寄生于人类的疟原虫有4种，即恶性疟原虫、间日疟原虫、三日疟原虫和卵形疟原虫。这些疟原虫有蚊虫和人两个宿主，在人体内先后寄生于肝细胞和红细胞内，进行裂体增殖。

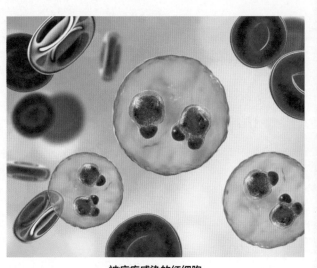

被疟疾感染的红细胞

### 传染源

疟疾现症患者或无症状带虫者，其血液中具有配子体者便成为传染源。

### 易感人群

人对疟疾普遍易感。多次发作或重复感染后，再发症状轻微或无症状，表明感染后可产生一定免疫力。

### 传播途径

**虫媒传播**

疟疾的自然传播媒介是雌性按蚊，经叮咬人体传播。

**接触性传播**

有的病例由于输入带疟原虫的血液或使用含疟原虫的血液污染的注射器而感染疟疾。罕见通过胎盘感染胎儿。

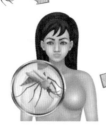

① 雌性按蚊携带引起疟疾的子孢子。

② 蚊子以人体的血液为食。子孢子转移到血液中。

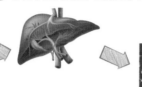

③ 子孢子进入肝脏产生分生子。

④ 分生子离开肝脏进入血管。在血液中，分生子发育成配子细胞。

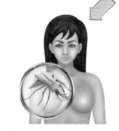

⑤ 配子细胞传递给在寄主上取食的蚊子。

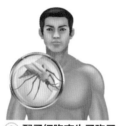

⑥ 配子细胞产生子孢子，并将其传递给人类宿主。

## 症状

　　典型的疟疾多呈周期性发作，先是全身发抖，面色苍白，口唇发紫，持续寒战，接着体温迅速上升，常达40℃或更高，面色潮红，烦躁不安，高热持续2～6小时后，全身大汗淋漓，大汗后体温降至正常或正常以下。

　　经过一段间歇期后，又会重复上述间歇性定时寒战、高热发作。

### 感染疟疾的症状

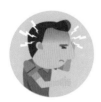

头疼

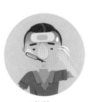

发热

疲劳

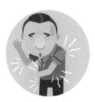

肌肉酸痛

背部酸痛

寒战

出汗

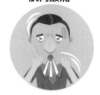

干咳

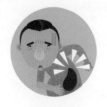
肿胀增生

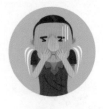
恶心

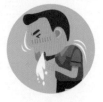
呕吐

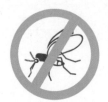

## 预 防

目前为止，仍然没有批准用于人类的疟疾疫苗。所以切断传播途径是很重要的预防手段。

如果你住在或正在疟疾常见的地区旅行，一定要采取措施避免蚊虫叮咬，穿长裤和长袖衬衫,遮住皮肤，并且在衣服上涂抹驱虫剂。使用蚊帐有助于睡觉时防止蚊虫叮咬。

### 蚊虫预防

蚊帐　　防蚊药膏　　防蚊衣物　　防蚊喷雾剂

防蚊门窗　　场所消杀　　蚊虫滋生地消杀

## 治疗原则

疟疾治疗通常选用药物治疗而无需手术治疗，最重要的是杀灭红细胞内的疟原虫。

抗疟药品主要分为以下几类。

### ① 青蒿素及其衍生物

该类药物抗疟不仅疗效显著、而且不良反应轻且少，耐药率很低，已在世界范围内广泛应用。

### ② 喹啉衍生物

其特点是疗效高，生效快。但大剂量使用可引起视力障碍及肝肾损害。

### 历史事件

### 因疟疾而行为异常的国王

都铎王朝国王亨利八世以嗜杀老婆出名，实际上他不光爱杀老婆，在亨利八世统治时期全英格兰有57000~72000人不幸掉了脑袋。亨利八世之所以如此嗜杀，据说这和他糟糕的健康状况脱不开干系——他长期受各种疾病如偏头痛、溃疡等困扰，以及反复发作的慢性疟疾。

### 阻碍欧洲殖民非洲的脚步

欧洲人从15世纪发现美洲新大陆开始迅速对美洲进行殖民，但是对近在咫尺的非洲，欧洲人的殖民则要晚得多。为什么欧洲人放着家门口的非洲不去殖民，反倒宁可去美洲呢？

原因就是疟疾。由于对疟疾认识不清，欧洲人长期没有有效的治疗疟疾方法。而非洲大陆又是疟疾的发源地，疟疾在此特别流行。直到1870年，欧洲人才控制了非洲大陆的10%，而且殖民地局限于沿海地区，至于非洲内陆地区，则靠着疟疾的"保护"尚未被欧洲人染指。而有了治疗疟疾药物后，欧洲人在很短时间内就几乎控制了整个非洲。

### 世界防治疟疾日

每年4月25日是世界防治疟疾日(World Malaria Day)，世界疟疾日由世界卫生大会在2007年5月第六十届会议上设立，旨在推动全球进行疟疾防治。

### 世界防治疟疾日

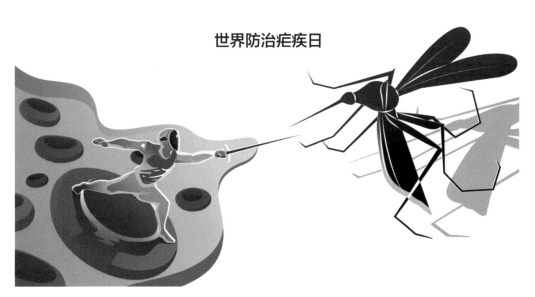

## 28 流行性感冒(流感)
# 致命的飞沫

　　流行性感冒,简称流感,是流感病毒引起的一种常见的急性呼吸道传染病,以冬春季多见。流感是一种传染性强、传播速度快的疾病,在我国属于丙类传染病。流感病毒容易发生变异,人群普遍易感,发病率高,每年全球可导致300万~500万重症病例,孕妇、婴幼儿、老年人和慢性基础疾病患者等高危人群患流感后出现严重疾病和死亡的风险较高,接种流感疫苗是预防流感病毒最有效的手段之一。

**病原体**

　　流行性感冒系流感病毒引起,流感病毒属正黏病毒科,有三种类型:甲型(A型)流感病毒、乙型(B型)流感病毒和丙型(C型)流感病毒。其中甲型最容易发生变异,可感染人和多种动物,为人类流感的主要病原,常引起大流行和中小流行。乙型流感病毒变异较少,可感染人类,引起暴发或小流行。丙型较稳定,可感染人类,多为散发病例,目前发现猪也可被感染。

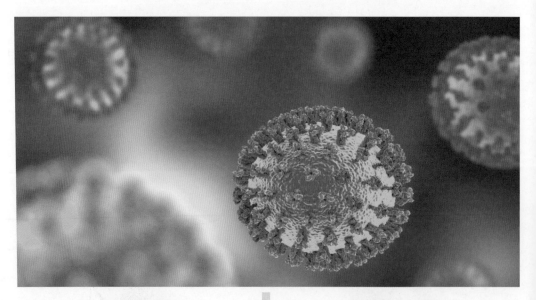

## 传染源

　　流感患者及隐性感染者为主要传染源。发病后1~7天有传染性,病初2~3天传染性最强。猪、牛、马等动物可能传播流感。

## 易感人群

　　人群对流感普遍易感,病后有一定的免疫力。三型流感之间、甲型流感不同亚型之间无交叉免疫,可反复发病。

## 传播途径

### 空气传播

流感主要通过打喷嚏和咳嗽等以飞沫传播为主，流感病毒在空气中大约存活半小时。

### 接触性传播

除此之外，经口腔、鼻腔、眼睛等黏膜直接或间接接触、接触被污染的物品等途径也可被感染。

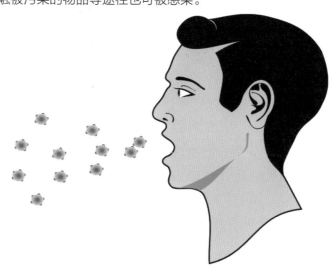

## 症状

### 流感成因
丙型（C型）流感病毒
甲型（A型）流感病毒
乙型（B型）流感病毒

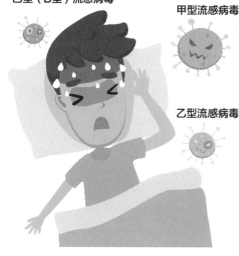

甲型流感病毒

乙型流感病毒

症状

| 发热 | 鼻塞 | 持续咳嗽 | 发冷盗汗 |
|---|---|---|---|

| 头疼 | 肌肉酸痛 | 疲劳 | 恶心呕吐 |
|---|---|---|---|

### 预防
注射季节性流感疫苗，或采用喷鼻法接种减毒活疫苗。

**治疗**

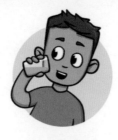
饮用大量的水

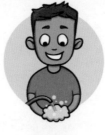
清洁双手

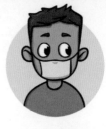
戴口罩隔离

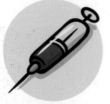
抗病毒药物治疗

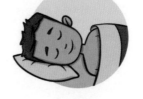
充分休息

食用营养丰富的食物

**预防**

### 1 勤洗手

预防流感的最有效的方法之一是勤洗手，各国国家疾病预防控制中心推荐使用含有酒精的手部消毒用品来预防感染，掌握正确的洗手方法及正确的手部消毒，才能真正有效地杀死流感病毒。

### 2 增强免疫力

应该多锻炼，合理饮食，保证休息，以此增强免疫力，预防流感。

### 3 接种流感疫苗

接种流感疫苗也是很好的预防方式。

**流感历史事件**

## 人类历史上6次流感大暴发

### 西班牙流感

"西班牙流感"是由 H1N1 亚型病毒引起，在 1918~1919年，造成全球约 5000万人死亡，成为人类历史上最大的传染病灾难。

### 亚洲流感

1957年的世界性流感大流行由H2N2病毒引起，首发于我国贵州省，随后席卷全球，全球共有至少100万人死于该次流感大流行。

### 香港流感

引起"香港流感"大流行的病毒为甲型H3N2亚型流感病毒，这场流感导致了100多万人死亡。

### 美国"猪流感"

1976年2月，美国新泽西州迪克斯堡新兵营中发生了一起猪（H1N1）亚型毒株引起的流感暴发事件，约2000余人被感

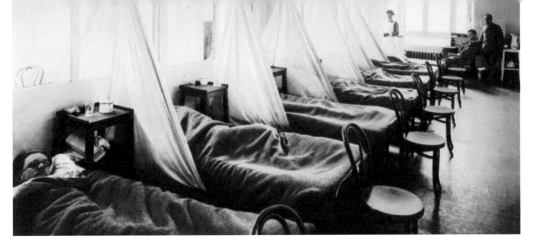

染，其中10余人病情严重，一人死亡。

**俄罗斯流感**

发生于1977年11月至1978年1月的"俄罗斯流感"，由H1N1亚型毒株引起，至1978年冬，其他许多国家也纷纷出现感染病例。

**2009甲型流感**

2009年4月初，在墨西哥和美国出现一种新型甲型（H1N1）流感病毒。该病毒通过人-人传播迅速在全球范围蔓延，并导致21世纪的首次流感大流行。

## 流感小知识

## WHO的流感警告级别

**一级：** 流感病毒在动物间传播，但未出现人感染的病例。

**二级：** 流感病毒在动物间传播，这类病毒曾造成人类感染，因此被视为流感流行的潜在威胁。

**三级：** 流感病毒在动物间或人与动物间传播，这类病毒已造成零星或者局部范围的人感染病例，但未出现人际间传播的情况。

**四级：** 流感病毒在人际间传播并引发持续性疫情。在这一级别下，流感蔓延风险较上一级别"显著增加"。

**五级：** 同一类型流感病毒在同一地区（比如北美洲）至少两个国家人际间传播，并造成持续性疫情。尽管大多数国家在这一级别下仍不会受显著影响，但五级警告意味着大规模流感疫情正在逼近，应对疫情采取措施的时间已经不多。

**六级：** 同一类型流感病毒的人际传播发生在两个或者两个以上地区。这一级别意味着全球性疫情正在蔓延。

# 附：甲型H1N1流感

　　第一次出现甲型H1N1流感疫情是在2009年3月，墨西哥的"人感染猪流感"疫情，之后迅速在全球范围内蔓延。

　　这是一种新的甲型H1N1流感病毒，以前从未有过人际传播，它像正常的季节性流感一样容易传播，因此造成了更多人感染，尤其在年轻人中传播迅速。感染此病毒的多数人呈较轻微的病情，不经抗病毒药物治疗即可痊愈。

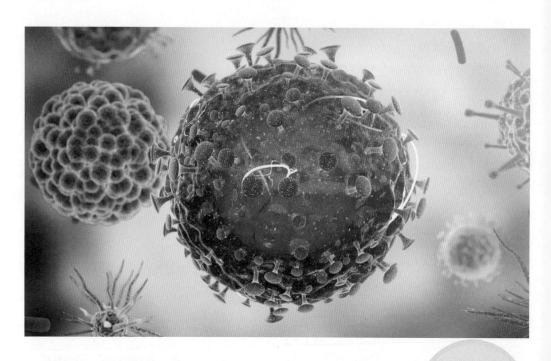

　　甲型H1N1流感的病原体为H1N1，是一种RNA病毒，属于正黏液病毒科，甲型流感病毒属。它的病毒结构是球形或丝状的形式。

## 病原体

## 传染源

　　甲型H1N1流感患者为主要传染源，无症状感染者也同样具有传染性。

## 易感人群

　　人群普遍易感，学龄儿童、青少年及年轻成年人具有较高的感染发病风险，妊娠期妇女、肥胖者、年龄小于5岁的儿童以及年龄大于65岁的老年人较易成为重症病例的高危人群。

**传播途径**

**空气传播**

病毒主要以感染者的咳嗽和喷嚏为媒介，通过飞沫经呼吸道传播。

**接触性传播**

病毒还可以通过口腔、鼻腔、眼睛等处黏膜直接或间接接触传播，接触患者的呼吸道分泌物、体液和被病毒污染的物品亦可能引起感染。

**症状**

有少数病例病情进展迅速，出现呼吸衰竭、多脏器功能不全或衰竭，并且可能诱发原有疾病的加重，病情严重者可以导致死亡。

## 甲型H1N1流感常见的症状

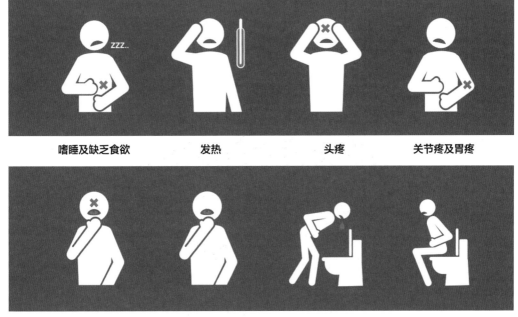

| 嗜睡及缺乏食欲 | 发热 | 头疼 | 关节疼及胃疼 |

| 流鼻涕 | 咳嗽及咽喉疼 | 恶心呕吐 | 腹泻 |

## 预防

### 勤洗手

预防流感的最好方法是勤洗手，各国国家疾病预防中心推荐使用含有酒精的手部消毒用品来加强预防感染，掌握正确的洗手方法及正确的手部消毒，才能真正有效地杀死流感病毒。

### 增强免疫力

应该多锻炼，合理饮食，保证休息，以此增强免疫力，预防流感。

### 接种流感疫苗

接种流感疫苗也是很好的预防方式。

## 治疗

### 对症治疗

发病初48小时是最佳治疗期，以对症治疗为主。患者注意休息、多喝水、密切观察病情变化；高热时给予退热治疗。

### 抗病毒治疗

还可以采取抗病毒治疗以及其他治疗方法。

## 流感小知识

### 流感病毒的命名

流感病毒有三种类型，甲型、乙型、丙型。甲型流感病毒感染哺乳动物以及鸟类；乙型流感病毒只感染人类，疾病的产生通常较甲型病毒温和；丙型流感病毒只感染人类，但并不会引起严重的疾病。

## 流感病毒图例

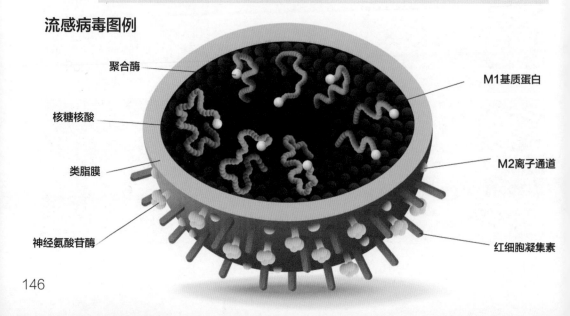

聚合酶

核糖核酸

类脂膜

神经氨酸苷酶

M1基质蛋白

M2离子通道

红细胞凝集素

甲型H1N1流感病毒是甲型流感病毒的一种。甲型流感病毒，包括上百种不同亚型的流感病毒。对于这些亚型的不同命名，来自于H和N（指甲型流感病毒表面的两大类蛋白质）的不同。H是红细胞凝集素，它像一把钥匙，帮助病毒打开宿主细胞的大门；N是神经氨酸苷酶，能够破坏细胞的受体，使病毒在宿主体内自由传播。

同一种甲型的流感病毒，也可能因为基因序列的变化，在病毒的传播性、致死率等方面出现很大差异。造成1918年西班牙大流感的就是一种H1N1病毒。1918年以后，H1N1在人群与猪群中分别进化。

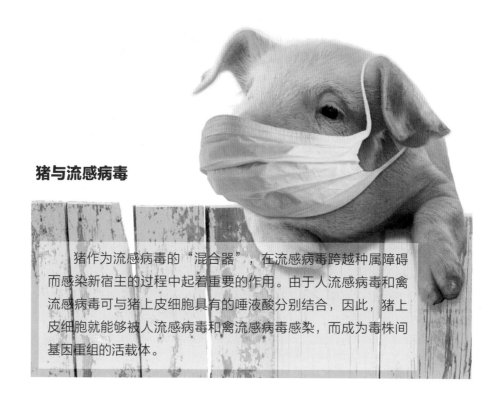

### 猪与流感病毒

猪作为流感病毒的"混合器"，在流感病毒跨越种属障碍而感染新宿主的过程中起着重要的作用。由于人流感病毒和禽流感病毒可与猪上皮细胞具有的唾液酸分别结合，因此，猪上皮细胞就能够被人流感病毒和禽流感病毒感染，而成为毒株间基因重组的活载体。

### 对"甲型H1N1流感病毒"称谓的讨论

2009年的墨西哥流感中，专家发现病原体是H1N1型流感病毒，因为这种病毒在猪的流感中常见，所以定名为猪流感。这是非常不妥当的，世界卫生组织和很多国家发现了这个问题，于是又改成了A型H1N1流感，中国把它称为甲型H1N1流感。

# 29 流行性腮腺炎
## 大人小孩都要当心的"猪头肥"

流行性腮腺炎，简称流腮，又称痄腮，是由腮腺炎病毒侵犯腮腺引起的急性呼吸传染病，是儿童和青少年中常见的呼吸道传染病，亦可见于成人。它以腮腺非化脓性炎症、腮腺区肿痛为临床特征。值得注意的是，腮腺炎病毒除侵犯腮腺外，还可侵犯神经系统和其他腺体组织，引起脑膜炎、睾丸炎、卵巢炎、心肌炎等。通过腮腺炎疫苗能有效预防本病。

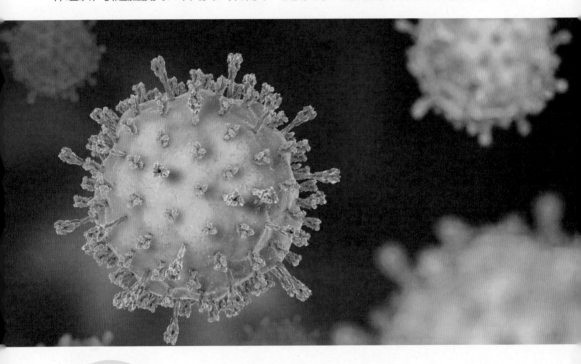

### 病原体

流行性腮腺炎的病原是腮腺炎病毒，属RNA病毒的副黏病毒科。病毒颗粒呈圆形，大小悬殊，直径100~200nm，有包膜，表面有小的突起。病毒可被乙醚、氯仿、福尔马林、56℃加热20分钟及紫外线所灭活。

### 传染源

患有腮腺炎的患者是主要传染源。

### 易感人群

流行性腮腺炎具有易感性，普遍易感，好发于儿童和青少年间，青春期后发病男多于女。

## 传播途径

**空气传播**

呼吸道传播。腮腺炎病毒主要以飞沫形式传播。

**接触性传播**

日常接触传播。可以通过接触被病毒污染的物品而传播。

母婴传播。孕妇感染本病后可通过胎盘传染给胎儿，而导致胎儿畸形或死亡，流产的发生率也增加。

## 症状

流行性腮腺炎的潜伏期有8~30天，平均为18天。大多数患者没有明显的症状，少数患者可有肌肉酸痛、头痛、食欲缺乏、全身不适、畏寒发热等症状。1~2天后出现腮腺肿痛，体温达38~40°C。病程1~3天肿胀达到高峰，4~5天后逐渐消退。症状的轻重个体差异较大，一般成人症状比儿童重。

### 流行性腮腺炎

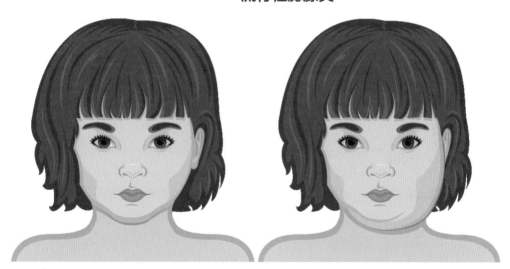

健康孩子　　　　　　　　　　　　患有流行性腮腺炎的孩子

## 并发症

由于腮腺炎病毒不仅侵入腮腺，还可侵犯多系统、多器官，所以75%的流行性腮腺炎患者有并发症，常见的并发症有无菌性脑膜脑炎、脑炎、睾丸炎（男性多发）、卵巢炎（5%~7%的青春期后女性）等。

**预 防**

① **隔离**

早期隔离患者直至腮腺肿胀完全消退为止。接触者一般隔离3周。

② **使用疫苗**

腮腺炎减毒活疫苗免疫效果好，但该疫苗不能用于孕妇、先天或获得性免疫低下者以及对鸡蛋白过敏者。

③ **药物预防**

恢复期患者的血液及免疫球蛋白或特异性高价免疫球蛋白可有一定作用。

**治疗原则**

**对症治疗：** 流行性腮腺炎属于自限性疾病，无特异性抗病毒治疗，以对症治疗为主。

**休息：** 一般情况下，隔离患者应该卧床休息直至腮腺肿胀完全消退。

绝大多数流行性腮腺炎患者预后良好。

**腮腺炎小知识**

## 流行性腮腺炎患者的注意事项

① 患者要与健康人分开隔离，居室要定时通风换气，保持空气流通。

② 患者要注意休息，调节饮食。由于腮腺肿大可引起进食困难，因此要吃一些富有营养、易于消化的半流食或软食，如稀饭、面片汤、鸡蛋羹等。不要吃酸辣、甜味及干硬的食物，以免刺激唾液腺分泌，使腮腺的肿痛加重。

③ 患者要注意口腔卫生，经常用温盐水漱口，以清除口腔内的食物残渣，防止出现继发性细菌感染。

④ 患者如果发热超过39℃，可采用头部冷敷、温水擦浴等方法，或在医生的指导下服用退热止痛药以缓解患者的症状。

⑤ 男性患者如果出现睾丸肿大，伴有压痛感时，可用冷水浸过的毛巾对局部进行冷敷，并用丁字形布带将睾丸托起来，以改善患者的局部症状。

# 30 手足口病
## 伤害孩子的"小红点"

手足口病也被称为"手足口综合征"，是由肠道病毒引起的常见急性发热出疹性传染病，因其在临床上以手、足、口腔疱疹为主要特征，故被称为手足口病。手足口病的隐性感染率高（成年人感染后几乎无临床症状）。该病多发生于5岁以下儿童，大多数患者症状轻微，但少数患者可引起心肌炎、肺水肿、无菌性脑炎、脑膜炎等并发症，个别重症患儿病情进展快，易发生死亡。目前缺乏有效治疗药物主要对症治疗。肠道病毒71型灭活疫苗可预防EV71感染所致的手足口病。

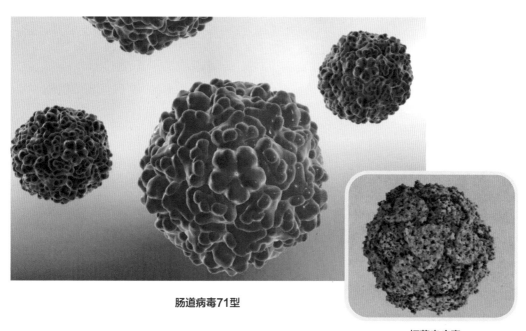

**肠道病毒71型**

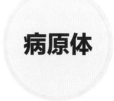

**柯萨奇病毒**

肠道病毒是引起手足口病的病原体。至少20多种A组肠道病毒血清型可引起手足口病，以肠道病毒71型（EV71）、柯萨奇病毒A16型（CV-A16）、柯萨奇病毒A6型（CV-A6）、柯萨奇病毒A10型（CV-A10）最为常见，其中重症和死亡多数由EV-A71感染所致。

EV71为目前肠病毒群中最晚发现的病毒，其感染性强且致病率高，尤其是神经系统方面的并发症。肠道病毒对紫外线和干燥敏感，各种氧化剂、甲醛、碘酒以及56℃ 30分钟可以灭活病毒。

**病原体**

## 传染源

患儿和隐性感染者为主要传染源。

## 易感人群

婴幼儿和儿童普遍易感,5岁以下儿童尤为易感。

## 传播途径

### 空气传播

手足口病患者可以从鼻咽分泌物、唾液、排泄物以及疱疹液中排出病毒,然后患者咽喉分泌物及唾液中的病毒可通过空气飞沫传播。

### 接触性传播

唾液、排泄物、疱疹液污染的手以及其他物品通过日常接触传播,亦可经口传播。接触被病毒污染的水源,也可经口感染,并常造成流行。门诊交叉感染和口腔器械消毒不严也可造成传播。

## 症状

手足口病的临床表现具有复杂性和多样性。大多数患者症状轻微,可能伴有发热,以手、足、口腔、臀部等部位的散在皮疹或疱疹为主要特征;少数患者可伴有多种并发症;个别重症患儿病情进展快,甚至致死。

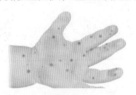

**手足口病的症状**

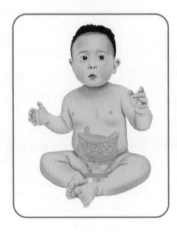

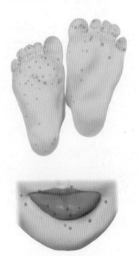

## 预 防

### 一般预防措施

加强手足口病宣传教育，家长和老师应当加强防病意识。

### 开展消毒工作

及时全面开展内外环境的消毒工作，切断传播途径。

### 积极开展疫情监测和隔离治疗

各级疾病预防与控制中心、托幼机构、家长应该相互配合，做好检测和隔离工作。

### 接种疫苗

目前上市的EV71灭活疫苗只对EV71所致的手足口病起到预防作用，但因为EV71病毒是导致手足口病重症和死亡病例的主要病原，因此接种该疫苗会减少手足口病重症和死亡的发生。

## 避免儿童感染的做法

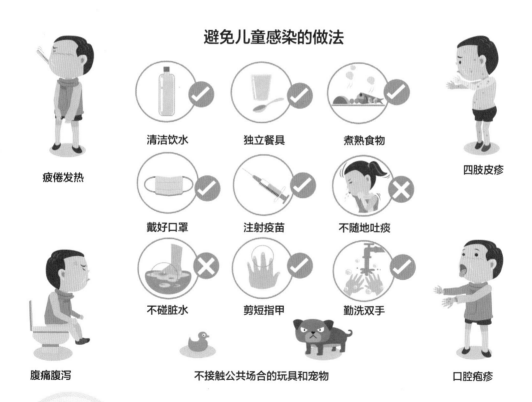

疲倦发热

清洁饮水　　　独立餐具　　　煮熟食物

四肢皮疹

戴好口罩　　　注射疫苗　　　不随地吐痰

腹痛腹泻

不碰脏水　　　剪短指甲　　　勤洗双手

不接触公共场合的玩具和宠物

口腔疱疹

## 治疗原则

手足口病目前无特效治疗方法，一般采用适当休息、清淡饮食、口腔和皮肤护理等一般治疗措施，对发热等症状采用中西医对症治疗。除少数重症病例，大多数患者可自愈。

# 手足口病
## 小知识

## 手足口病生活细节

### 学着发现手足口病

在夏季和秋季这两个手足口病高发季节，父母应引起注意，随时观察儿童的身体状况。若学龄前儿童，尤其是婴幼儿，出现身体发热伴手、足、口、四肢和臀等部位的皮疹，根据典型的临床症状、体征和皮疹分布特点，极可能为手足口病，应及时带儿童前往医院就诊。

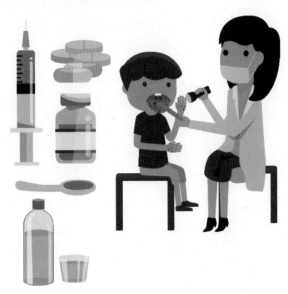

### 手足口病的饮食

病初时，患儿嘴部疼痛，不想进食，要以牛奶、豆浆、米汤、蛋花汤等流质食物为主，少食多餐，维持基本的营养需要。可以用吸管吸食，减少食物与口腔黏膜的接触。

患儿热退后，嘴疼减轻，饮食以泥糊状食物为主。

恢复阶段，饮食要多餐但少量，注重营养。

得病期间禁食冰冷、辛辣、酸咸等刺激性食物，也不要吃鱼、虾、蟹。

避免共用餐具

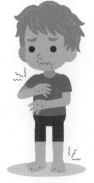

## 成年人也会感染手足口病吗

答案是肯定的。相对于儿童手足口病，成年人患病症状没有那么重，并不会导致明显的并发症，不会出现孩子那样导致生命危险的情况。绝大多数成年人得手足口病之后，仅仅是出现手心、脚心的皮疹，并不会伴有其他明显症状。但是，也有一部分成年人得了手足口病之后，出现的症状会比较明显，除了手足和口腔的皮疹之外，还会出现发热呕吐，甚至有一部分成年人会出现全身躯干部的皮疹，症状严重者需进行相关治疗。

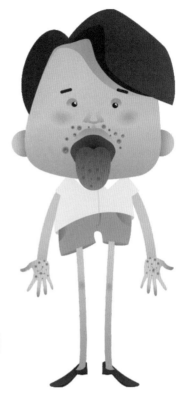

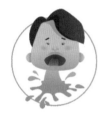 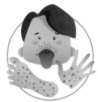 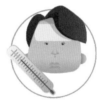

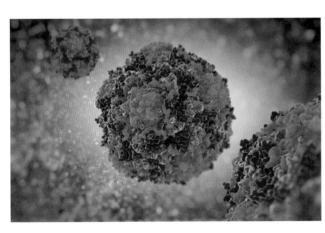

## 手足口病和疱疹性咽峡炎的区别

疱疹性咽峡炎与手足口病是有一定的区别。

两者致病的病毒并不是同一种。疱疹性咽峡炎只是累及口腔黏膜，疱疹性咽峡炎的疱疹仅仅出现在口腔内，但是手足口病可以累及到手部以及足部，多数患儿先是嗓子里有疱疹，后发展到手脚心，少见于长在手脚背，并伴有发热。

由于二者都是病毒感染所导致的，因此治疗原则基本差不多，都要采取应用抗病毒的药物进行治疗。

# 31 风疹
## 来去如风的疾病

风疹是一种由风疹病毒引起的急性呼吸道传染病，包括先天性感染和后天获得性感染两种。风疹极易引起暴发传染，一年四季均可发生，以冬春季发病为多。孕妇早期感染风疹病毒后，虽临床症状轻微，但病毒可通过胎血屏障感染胎儿，人类是风疹病毒的自然宿主，风疹通过呼吸道、尿液、鼻咽分泌物排出病毒。

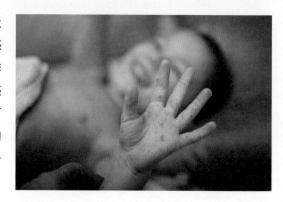

**病原体**　风疹病毒属于披膜病毒科风疹病毒属，风疹病毒表面有囊膜，直径50~70 nm，风疹病毒对热不稳定，对紫外线敏感，脂溶剂乙醚、氯仿可灭活风疹病毒。

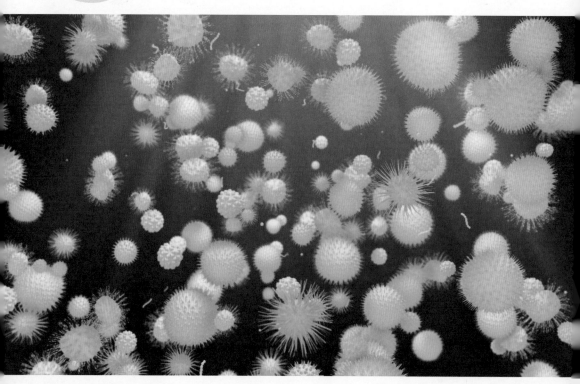

## 传染源

患者是风疹唯一的传染源。

## 易感人群

多为1~5岁的学龄前儿童。

## 传播方式

**空气传播**

风疹一般由飞沫经呼吸道传播感染儿童或成年人。

**接触性传播**

人与人之间密切接触也可能会传染。

胎内被感染的新生儿，咽部可排病毒数周、数月甚至1年以上，因此会通过污染的奶瓶、奶头、衣被、尿布及直接接触等感染缺乏抗体的医务、家庭成员，或引起婴儿室中传播。

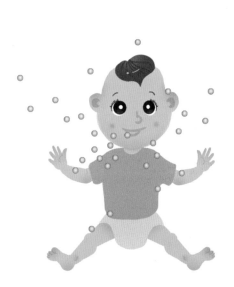
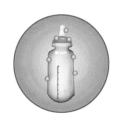
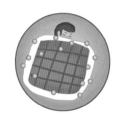
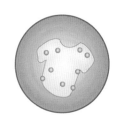

## 症状

感染风疹病毒后，会有10~23天的潜伏期，风疹传染性不如麻疹，症状比麻疹轻。典型的风疹主要表现出疹、发热、淋巴结肿大和结膜炎。患者身上会出现小的淡红色斑丘疹，先面部而后到颈部，再由躯干至四肢，通常24小时全身疹子出齐，2~5天后疹退，不留色素。

出疹严重者热度一般为38℃左右，也有39℃以上的病例出现过，疹退后热退，耳后、枕部、颈下和颈部会出现淋巴结肿大的状况。

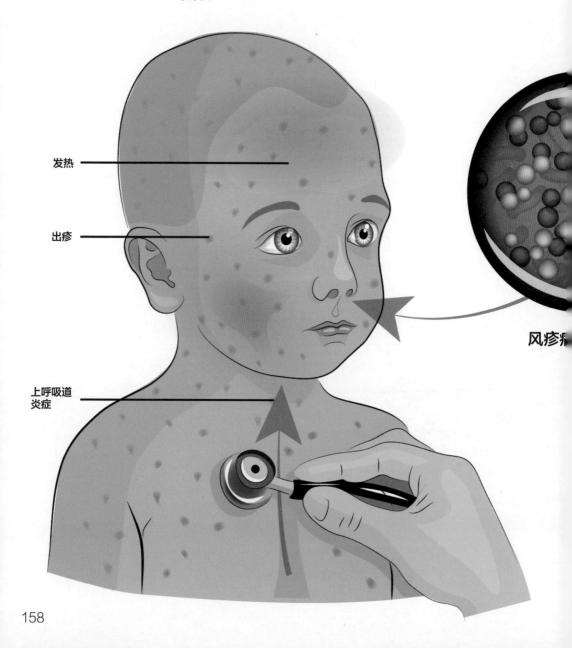

发热

出疹

上呼吸道
炎症

风疹疹

## 治疗

### 对症治疗

风疹患者一般症状轻微，无需特殊治疗，主要为对症治疗。症状较显著者，应卧床休息，进行流质或半流质饮食。对有高热、头痛、咳嗽、结膜炎的患者可予对症处理。

### 并发症治疗

高热、嗜睡、昏迷、惊厥者，应遵照流行性乙型脑炎的原则治疗。出血倾向严重者，可用肾上腺皮质激素治疗，必要时输新鲜全血。

## 预防

预防风疹的最佳办法是进行免疫接种。风疹疫苗属于减毒活病毒株，单剂接种可达到95%以上的长效免疫力，与自然感染诱发的免疫力接近。

风疹疫苗可以作为单价配方（仅仅针对一个病原体的疫苗）使用，也可以与其他疫苗制成联合配方使用。比如风疹与麻疹、流行性腮腺炎或者与麻疹、流行性腮腺炎和水痘联合配制而成疫苗。

## 风疹小知识

### 风疹名字的来历

风疹俗称风痧、痧子等。由于风疹的疹子来得快去得也快，如一阵风似的，故称"风疹"。

# 32 急性出血性结膜炎
## 没人眼红的红眼病

急性出血性结膜炎，是1969年新发现的一种眼病，由肠道病毒70型所引起，目前已经波及世界各地，成为人类最常见的眼病之一，具有发病快、传染性强并可合并有结膜下出血和角膜上皮损害等特点。本病一般在2~3周痊愈，属于自限性疾病，预后良好。

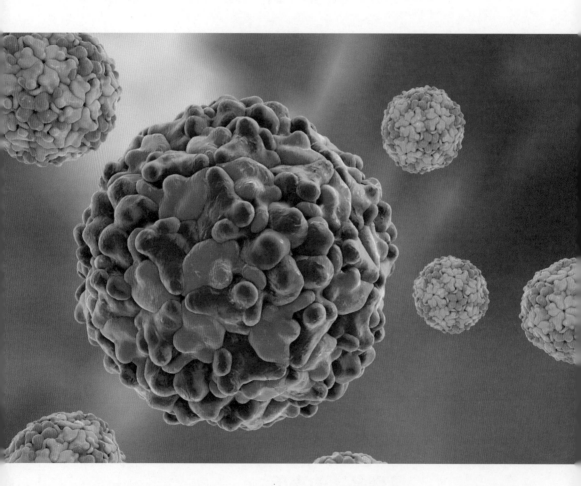

世界各国在本病流行时，都分离出一种新型的微小核糖酸病毒——肠道病毒70型（EV70），近来发现另一种肠道病毒柯萨奇A24型（CA24v）也能引起同样临床病变。EV70呈球形，直径22~30nm，无包膜。EV70和CA24v多在温暖潮湿的环境中生存与传播，75%的乙醇可有效杀灭病毒。

病原体

## 传染源

急性出血性结膜炎患者是该病的传染源，其眼部分泌物及泪液均含有病毒。

## 易感人群

该病普遍易感，各年龄组均可感染发病，10岁以下儿童虽说感染率高，但发病率较低，可能为隐性感染。成人特别是20～40岁者，发病率达80%以上。本病愈后可留下一定的免疫力，但仍可发生重复感染。

## 传播途径

**接触性传播**

急性出血性结膜炎主要是通过接触被患者眼部分泌物污染的物品等而发病的。部分患者的咽部或粪便中也存在病毒，具有感染性。

## 症状

急性出血性结膜炎常见症状有剧烈的疼痛、畏光、流泪、眼睑红肿，结膜高度充血以及水肿。多数病例在发病时可伴有耳前颌下淋巴结肿大，并有压痛。极少数病例尚可出现虹膜炎的改变。

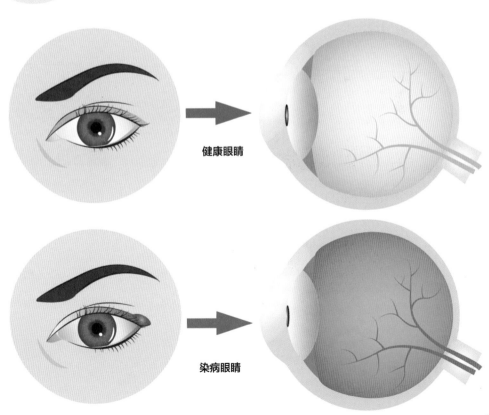

健康眼睛

染病眼睛

## 预 防

　　1 注意个人卫生，尤其需注意保持手的清洁；毛巾、脸盆、手帕等所有生活用具应单独使用，最好能洗净晒干后再用，洗脸使用流水；不共用毛巾、脸盆等。

　　2 不宜采用集体滴眼药预防眼病，以免交叉感染。

　　3 加强对游泳池、浴室、理发店以及集体单位的浴池和洗脸池的卫生管理。

　　4 对患者应采取隔离措施，防止传播。

## 治 疗
## 原 则

　　目前对于肠道病毒尚无有效药物，治疗方面以局部用药为主。为了预防继发细菌性感染，也可以加用一些抗细菌的药物治疗。

## 和红眼病患者对视就会染病吗

**结膜炎
小常识**

有人说不要和红眼病患者对视，否则就会感染上红眼病。这其实没有科学依据。因为当卫生条件较差时，和红眼病患者对视就意味着和对方及其污染的物品有接触，而红眼病易传染的特性加强了这个谣言。实际上急性出血性结膜炎通过接触患者或被污染的物品而传播，对视并不会传染该病。

## 12种有益于眼睛健康的食物

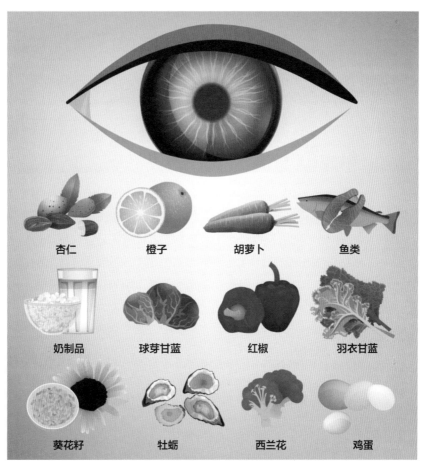

| 杏仁 | 橙子 | 胡萝卜 | 鱼类 |
| 奶制品 | 球芽甘蓝 | 红椒 | 羽衣甘蓝 |
| 葵花籽 | 牡蛎 | 西兰花 | 鸡蛋 |

麻风病为丙类传染病，是由麻风分枝杆菌引起的慢性传染病，主要侵犯皮肤、周围神经系统以及上呼吸道黏膜和眼睛。95%以上的人对麻风杆菌有正常抵抗力，即使感染了麻风杆菌，发病的比例也很低。麻风病可以治愈，早期施治可避免，但是如果发病后未及时治疗和处理，对皮肤、神经、四肢和眼睛可造成渐进性永久性伤害。

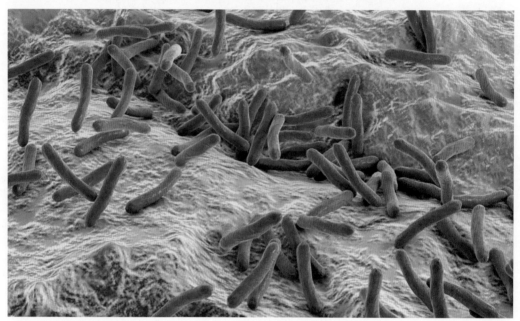

病原体是麻风杆菌。麻风杆菌革兰染色阴性，抗酸染色呈均匀棒状，数量多时，排列成束或集聚成团。麻风杆菌寄生在皮肤的组织细胞中和围神经索的汗旺细胞内。离体后的麻风杆菌，在夏季日光照射2~3小时即丧失其繁殖力，在60℃处理1小时或紫外线照射2小时，可丧失其活力。一般用煮沸、高压蒸汽、紫外线照射等方式可杀死麻风杆菌。

## 病原体

## 传染源

未经治疗的多菌型麻风病患者。

## 易感人群

人群普遍易感，儿童更易感染，男性较女性易感。

# 传播途径

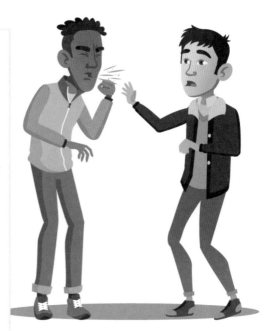

### 空气传播

指空气中的飞沫传播。麻风病患者喷出的飞沫由空气传播后，主要侵犯皮肤、周围神经、上呼吸道黏膜和眼睛等组织，飞沫由呼吸道吸入进而感染。

### 接触性传播

因与患者有长期密切的皮肤接触而传播。接触患者用过的衣物、食具等都有可能传染，但这种间接接触传染的可能性很小。

潜伏期长，发病于不知不觉之中。主要症状是由麻风杆菌侵犯外周神经而引起所辖区的感觉功能障碍，皮肤干燥、闭汗，以及运动会肌无力、麻痹等功能障碍。

病期长时皮肤多伴有感觉减退或丧失，病情逐渐发展后可以出现兔眼、歪嘴、爪形手、垂足、足底溃疡等。

# 症状

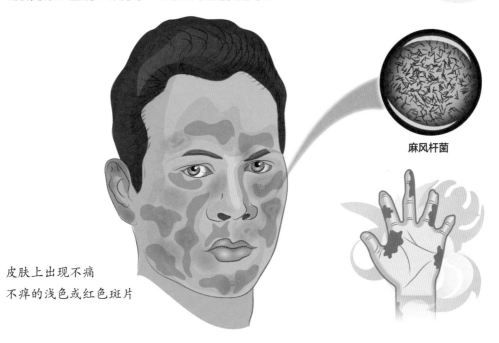

皮肤上出现不痛不痒的浅色或红色斑片

麻风杆菌

165

如今，麻风病完全是一个可防可治的疾病，密切接触活动性麻风病患者时戴口罩、接触后洗手。

注意个人卫生、加强营养、提高机体抵抗力。

多运动，多休息，注意眼部护理。

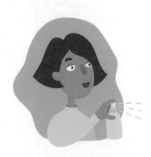

使用消毒液配制的喷雾

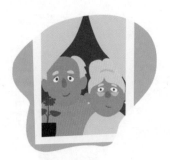

患者居家隔离

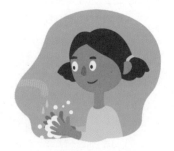

接触者要把手彻底洗干净

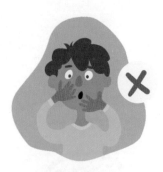

别摸脸上破损处

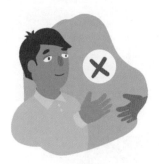

不要握手

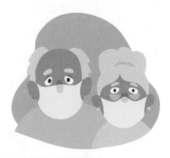

戴口罩

## 治疗原则

麻风患者不需要隔离治疗，但麻风患者的家属，特别是儿童，应检测是否有麻风病的症状和体征。

患者及家属应加强对麻风的认识，积极配合医生进行治疗，并保持放松的心态。

麻风主要靠抗生素进行治疗，治疗强调及时、足量、规律。

# 麻风病
## 小知识

　　早在2000年以前，就有麻风病例的记载，麻风病菌或许在那个时候传播给了早期人类祖先，并且从独立生活过渡到完全的寄生生活。

　　据科学家称，麻风病已经困扰了人类很长时间，比《圣经》上有关麻风病故事记载的更加古老。而以前，许多麻风病患者受到了歧视与极不公正的待遇。

　　1954年，世界卫生组织确定每年1月的最后一个星期日为"世界防治麻风病日"。每年的这一天，许多国家举行各种形式的活动，以动员社会力量来帮助麻风病患者克服生活和工作上的困难，营造社会支持环境。

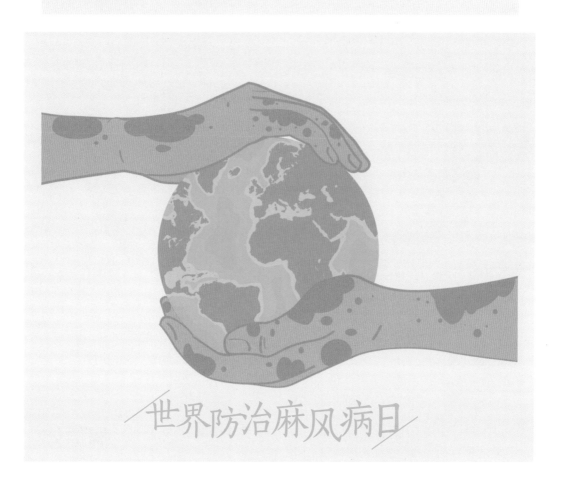

世界防治麻风病日

# 34 斑疹伤寒
## 隐形的自然伤害

斑疹伤寒，是由斑疹伤寒立克次体引起的一种急性传染病。

流行性斑疹伤寒是由普氏立克次体所致，经体虱传播，以冬春季为多。

地方性斑疹伤寒是由于摩氏立克次体感染所致，以鼠及鼠蚤为媒介，以夏秋季为多。地方性者比流行性者病情较轻。

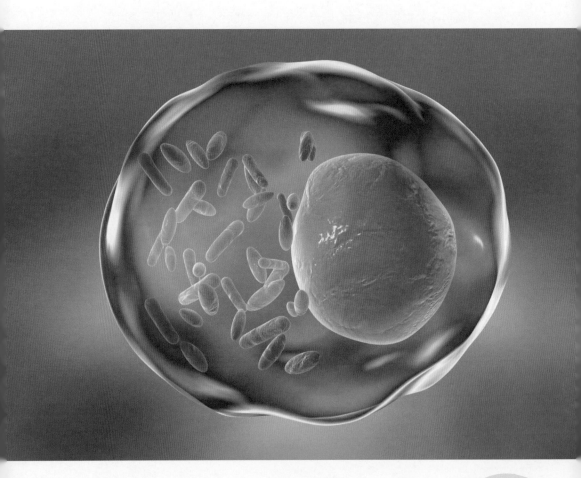

斑疹伤寒立克次体呈圆形、椭圆形或短杆状，大小为（0.3~0.6）μm×（0.5~1.5）μm，革兰染色呈阴性，吉姆萨染色呈紫红色，为专性细胞内寄生的微生物。

**病原体**

# 传染源

带菌鼠类是主要的传染源，以恙螨幼虫为媒介将斑疹伤寒传播给人。

# 易感人群

人群普遍易感，我国南方较北方多。

## 传播途径

### 虫媒传播

体虱是传播媒介。普氏立克次体在体虱胃肠道上皮细胞中生长繁殖，经虱粪排出体外，虱粪污染人皮肤破损处引起感染发病。

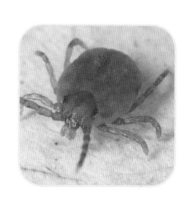

## 症状

其临床特点为急性起病、发热、皮疹、淋巴结肿大、肝脾肿大和被恙螨幼虫叮咬处出现焦痂等。

一般潜伏期为10~14天。前驱症状不明显，有的只有低热、头痛和疲倦等。

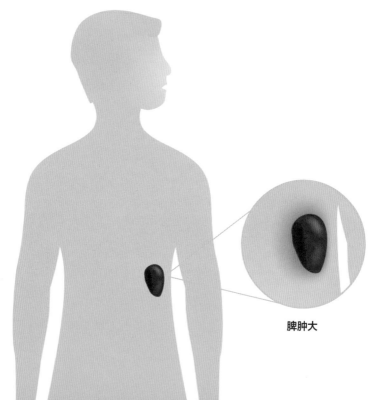

脾肿大

169

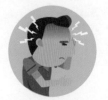
头痛

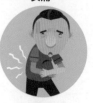
发热

疲劳

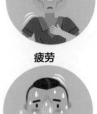
肌肉痛

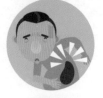
背痛

寒战

出汗

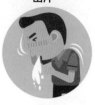
干咳

脾肿大

恶心

呕吐

斑疹伤寒
常见症状

**预 防**

1 控制传染源。综合采取措施，用各种捕鼠器与药物灭鼠结合灭鼠。

2 发病季节应避免在草地上坐卧、晒衣服。

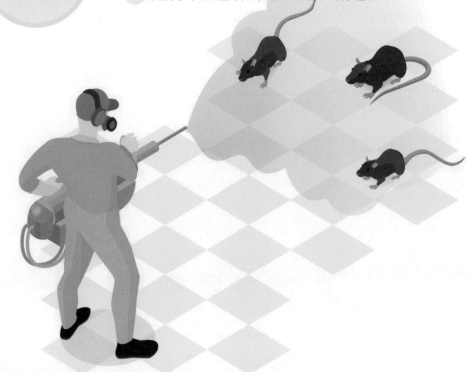

主要的治疗是药物治疗，患者多在用药后24小时体温降至正常。

斑疹伤寒的患者越早诊治，疗效越好。

## 一只虱子影响了一场战争

拿破仑称帝后率领军队横扫欧洲大陆，到1809年打败第五次反法同盟后，拿破仑已经征服了除英国和俄国之外的所有欧洲国家，却由虱子引起的一场斑疹伤寒，而终结了他的辉煌，变成了一场前所未有的惨败。

1812年，拿破仑皇帝率领多倍于对手的57万将士东征俄国。

**斑疹伤寒
历史事件**

在这场战争中，拿破仑赢得了每一次战斗，整场战争最后却输了。在200年后，一些新发现的证据将拿破仑失败的原因归咎于一种微不足道的生物——虱子，它在拿破仑大军中传播的流行性斑疹伤寒，毁灭了拿破仑的军队以及他的法兰西帝国。

2001年，在立陶宛的首都维尔纽斯发现了一个有3000多具尸体的乱葬坑。经考古学家认真分析之后，证明他们就是拿破仑东征时的大军。

研究人员从中提取了DNA样本并在实验室进行了深入分析，最后发现其中很多人是死于斑疹伤寒。

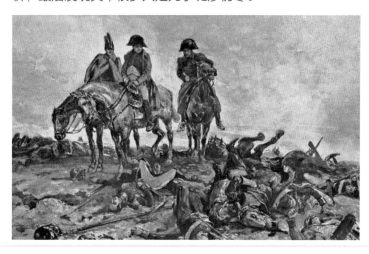

# 35 黑热病
## 无端发热的元凶

　　黑热病，又称内脏利什曼病，是一种由杜氏利什曼原虫感染所引起的慢性的地方性传染病。黑热病广泛分布在亚、欧、非、拉美等洲的许多国家和地区，是一种对人体危害严重的人兽共患寄生虫病。过去流行于长江以北地区，前几年在我国西部的几个省区，包括甘肃、陕西、内蒙古、新疆、山西和四川有散发的态势，每年新发的病例都在400例左右。

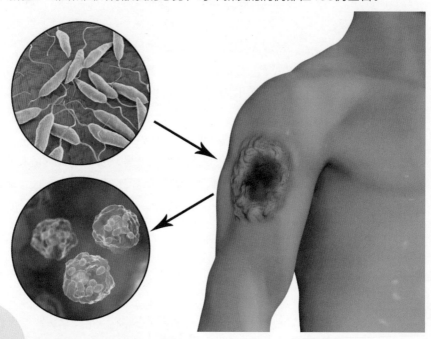

## 病原体

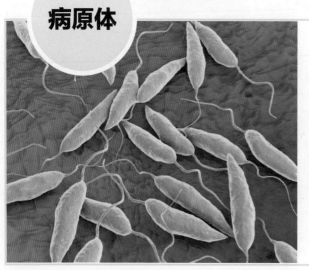

　　黑热病的病原体是杜氏利什曼原虫。利什曼原虫的生活史有前鞭毛体和无鞭毛体两个时期。前者虫体狭长呈纺锤形，长11~16μm，前端有一根鞭毛寄生于节肢动物的消化道内，后者呈圆形或卵圆形，寄生于肝、脾、骨髓、淋巴结等器官的巨噬细胞内，常引起全身症状，如发热、肝脾肿大、贫血、鼻出血等。

## 传染源

黑热病患者、被利什曼原虫感染的哺乳动物如癞皮狗。

## 易感人群

人群普遍易感，10岁以内儿童多见，男性较女性多见，农村发病率高于城市。

## 传播途径

### 虫媒传播

通过白蛉传播，每年5~8月为白蛉活动季节。

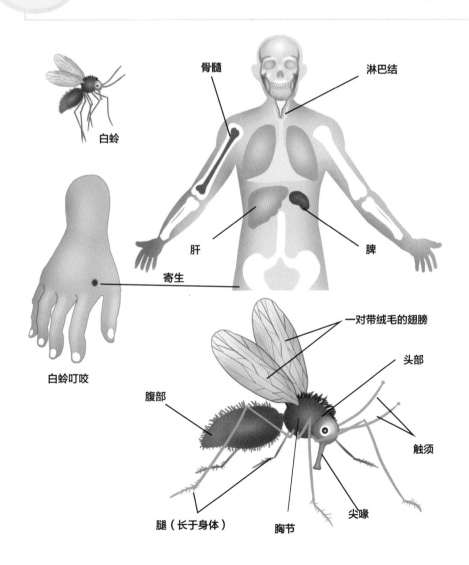

白蛉

骨髓

淋巴结

肝

脾

寄生

白蛉叮咬

一对带绒毛的翅膀

头部

触须

腹部

尖喙

腿（长于身体）

胸节

**症 状**

有发热症状，为不规则的发热，双峰热。脾、肝以及淋巴结肿大。贫血营养不良精神萎靡，水肿皮肤粗糙，皮肤颜色加深也因此得名黑热病。在病程中症状缓解与加重交替出现，反反复复。

**预 防**

1 在流行季节检查室内卫生，保持房间通风地面干燥。防止白蛉躲藏在家中。

2 外出时喷洒驱避剂，尽量穿长袖衣物，做好个人防护不要裸露肢体。

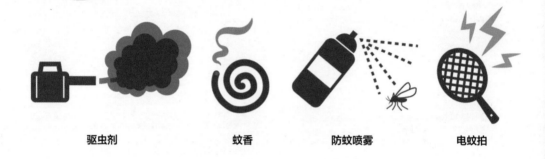

驱虫剂　　　　蚊香　　　　防蚊喷雾　　　　电蚊拍

**黑热病历史事件**

## 黑热病在中国的流行档案

中国最早记载黑热病的患者是1900年八国联军侵华时的一名德国士兵。20世纪30年代初，我国苏北地区暴发了严重的黑热病。1931年，黑热病疫情在苏北开始扩散流行，但当时没有引起政府的重视，所以病情持续蔓延。1937年的调查报告显示，在淮阴和泗阳县所属的10个病村里，黑热病的患病率达24.6%，苏北各县约有10万人患病。长江以北地区患者数量超过了30万人。

黑热病在中国流行肆虐时，1935年第9期《寿世医报》刊登的《黑热病消息》中记录道，时人皆疑为狗传染，迄后研究结果，知为是非，继而又疑为飞沫传染，结果又非，鸡蛋亦曾为怀疑对象。直到1935年6月，我国寄生虫学专家冯兰洲才确定我国黑热病的媒介为中华白蛉子。

# 36 包虫病
## 可怕的虫癌

　　包虫病，又称棘球蚴病，是由棘球绦虫的幼虫寄生在人体组织器官所导致的一种人畜共患的疾病。狗为终宿主，羊、牛是中间宿主；人因误食虫卵成为中间宿主而患包虫病。包虫病病情进展缓慢，潜伏期很长，且没有有效的治疗方法，一旦发作死亡率极高，大约在90%以上，所以被称为虫癌。

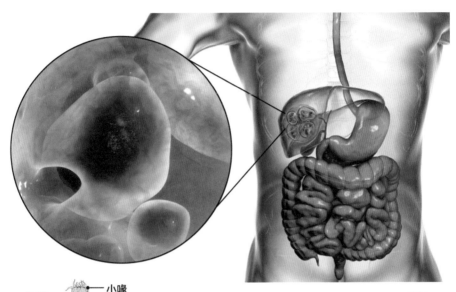

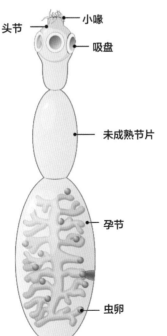

头节　　小喙
吸盘

未成熟节片

孕节

虫卵

　　包虫病是由棘球属虫种的幼虫所致的疾病，虫种以细粒棘球绦虫和多房棘球绦虫最为常见。

**病原体**

　　细粒棘球绦虫的成虫寄生在犬的小肠中，借顶突钩和吸盘固定在肠黏膜上，不引起宿主症状。当孕节或虫卵随粪便排出，污染环境，虫卵被牲畜或人吞食后，卵内六钩蚴在十二指肠孵出，钻入肠壁，通过门静脉系统进入肝、肺等脏器，约经过5个月发育成包虫（棘）球蚴。

## 传染源

家犬和狐狸等野生动物是包虫病的主要传染源。

## 易感人群

包虫病的流行区主要分布于我国的西部牧区。人对包虫有普遍易感性，尤其是牧区的牧民、工作人员因屠宰、挤奶、剪毛等操作以及喜欢玩泥土的儿童、城市养狗者、密切接触动物毛皮的工人等都是高危人群，而草原地区人畜共饮同一水源的居民感染率更高。

**传播途径**

### 水和食物传播

食入被家犬、狐和狼粪便中的虫卵污染的水、蔬菜或其他食物是包虫病传播的主要途径。许多人在放牧、剪毛、挤奶、皮毛加工等过程中接触虫卵后误食感染。

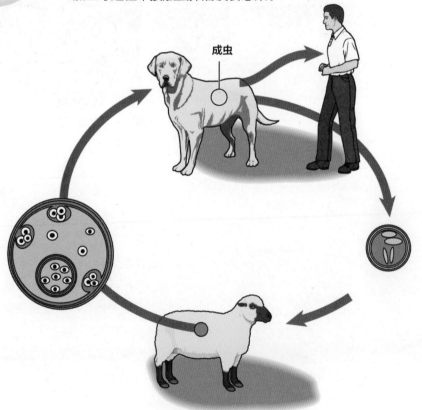

成虫

**包虫病的传播方式**

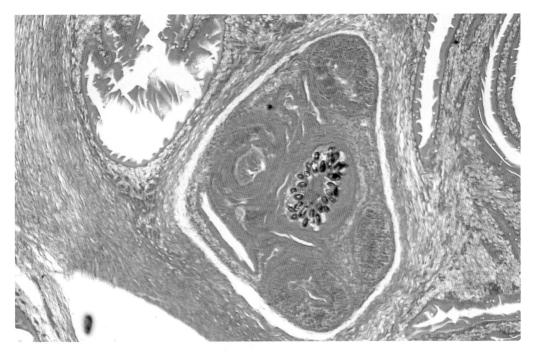

光镜下50倍放大的肺包虫病囊肿

**症状**

一般来说囊型包虫病的病程缓慢，潜伏期为1～30年。多数患者常常没有明显的症状。随着囊肿的逐渐长大，寄生部位的占位性压迫症状以及全身毒性症状逐渐明显，其共同的表现可归纳为：压迫和刺激症状、全身中毒症状、局部包块、过敏症状。

医学上根据棘球蚴所寄生的脏器进行包虫病的分类，包括肝包虫病、肺包虫病、脑包虫病、骨包虫病和其他部位的包虫病。

**预防**

1 对家犬实行登记管理。
2 治疗病犬。
3 防止家犬接触包虫感染的脏器。

**治疗原则**

患上包虫病后首先需要给予隔离治疗。其次注意自身防护，严格实行消毒灭菌，并且给予口服药物治疗和相应的手术治疗。

# 37 丝虫病
## 诡异的肢端肥大

丝虫病是指寄生在淋巴组织、皮下组织或浆膜所致的寄生虫病。丝虫病流行于亚洲、非洲及大洋洲，在中国仅见班氏丝虫病及马来丝虫病。我国流行区为山东、河南、江苏、浙江、福建、江西、广东、广西、四川、贵州等地。

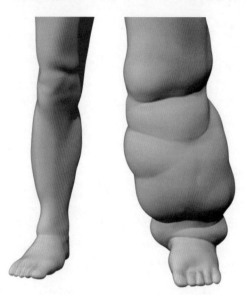

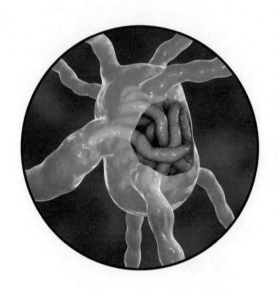

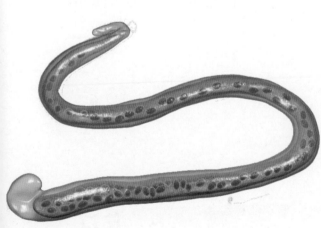

班氏和马来丝虫病的病原体分别为班氏吴策线虫（简称班氏丝虫）和马来布鲁线虫（简称马来丝虫），丝虫的生活史需经两个发育阶段：成虫在终宿主人体内发育、繁殖，幼丝虫在中间宿虫蚊子体内发育。

## 病原体

班氏丝虫与马来布鲁丝虫，成虫体细长，丝线状，乳白色，体表光滑。头端略膨大，口在头顶正中，周围有两圈乳突。雌雄异体。

# 传染源

血中有微丝蚴的患者及无症状的带虫者。

# 易感人群

在丝虫病流行地区，人群普遍易感。

## 传播途径

### 虫媒传播

班氏丝虫是由库蚊传播，马来布鲁丝虫主要是由中华按蚊传播，两者的生活史基本相似，当蚊虫叮咬人吸血时，蚊体内的感染期幼虫钻入人体。马来丝虫成虫主要寄生在上下肢的浅表淋巴系统，尤其是下肢常见。班氏丝虫多寄生在深部的淋巴系统，如阴囊、精索、肾盂等部位，雌雄同体交配后雌虫产生微丝蚴，微丝蚴自淋巴系统进入血液循环。

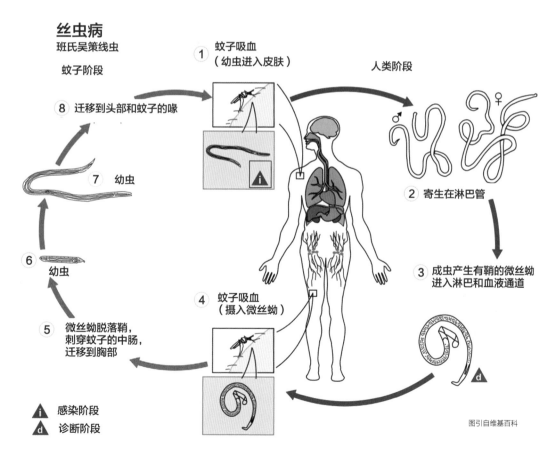

**丝虫病**
班氏吴策线虫

蚊子阶段

人类阶段

1 蚊子吸血（幼虫进入皮肤）

8 迁移到头部和蚊子的喙

7 幼虫

6 幼虫

5 微丝蚴脱落鞘，刺穿蚊子的中肠，迁移到胸部

2 寄生在淋巴管

3 成虫产生有鞘的微丝蚴进入淋巴和血液通道

4 蚊子吸血（摄入微丝蚴）

**i** 感染阶段
**d** 诊断阶段

图引自维基百科

**丝虫病传播方式**

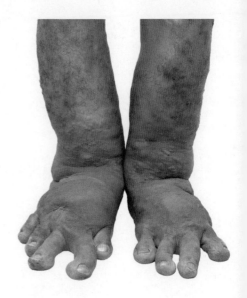

**症状**

丝虫病多发生在下肢，呈周期性发作，发作时可见皮下有一条红线，俗称"流火"或者"红线"。症状严重时局部皮肤表面光亮红肿、发热、疼痛，消退后留有水肿。还有畏寒、发热、咳嗽等症状。丝虫病反复发作会引起"丝虫性象皮肿"，皮肤呈淡褐色或者紫红色，患肢肥大。表面光滑或者有轻微的脱屑，有水疱、大疱等。

**治疗原则**

治疗药物主要是海群生。患者服药后可因大量微丝蚴的死亡而引起反应，如出现发热、寒战、头痛等症状，应及时处理。现已研制成功抗丝虫新药呋喃嘧酮，对微丝蚴与成虫均有杀灭作用，对两种丝虫均有良好效果。食用半年，可使中、低度流行区的微丝蚴阳性率至1%以下，且副作用轻微。

① 切断传播途径，消灭蚊虫的孳生地。外出时喷涂防蚊液，居家时使用蚊帐。

② 在流行地区对人群进行普查，发现患者和带虫者，及时隔离治疗。

③ 对已经基本消灭丝虫病的地区依然要进行流行病学的监测。

④ 保护易感人群，可采用海群生食盐疗法，降低丝虫病的发病率。

**预防**

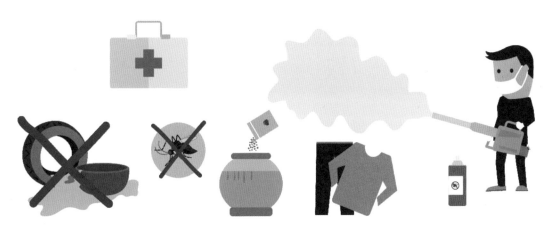

蚊虫滋生地区消杀　　　　　　　　喷洒驱蚊药

## 丝虫病为什么又称"象皮病"

**丝虫病小知识**

　　丝虫病，俗称"象皮病""大脚风"。在20世纪前半叶这种病在我国十分常见，它最典型的后遗症就是下肢严重肿胀，民间有"八人围桌坐，狗子钻不过"的俗语，意思是指象皮病患者腿肿得厉害，围坐一起腿中间都没了缝隙，这是丝虫病危害的真实写照。

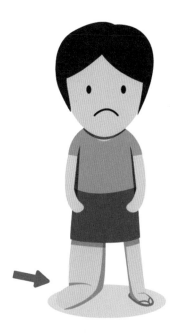

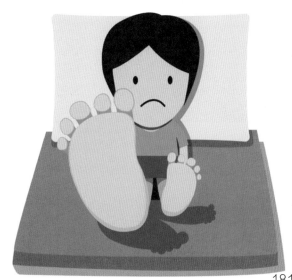

# 38 感染性腹泻病
## 病从口入的教训

　　感染性腹泻，是指各种病原体肠道感染而引起的腹泻。本病常常伴有不同程度的脱水和电解质紊乱。临床以胃肠道症状为主，程度轻重不一，一般属于自限性疾病，少数可以进展为重症。除霍乱、细菌性和阿米巴性痢疾、伤寒和副伤寒以外的感染性腹泻被列为丙类传染病。本病常见于夏秋二季，其发生多由于饮食不当，暴饮暴食，或食入生冷腐馊、秽浊不洁的食品。

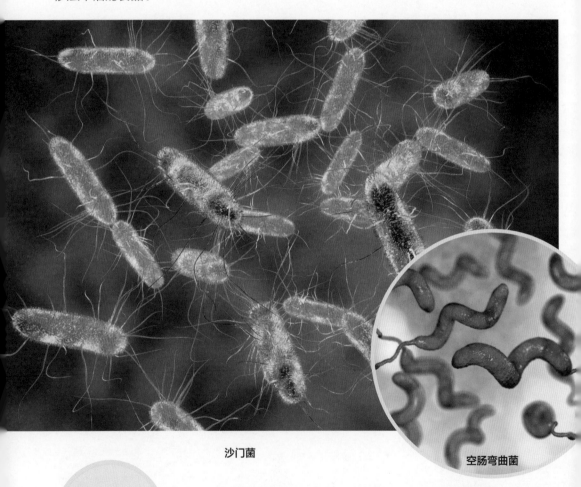

沙门菌

空肠弯曲菌

**病原体**　　我国感染性腹泻病的主要病原为志贺菌、轮状病毒、致泻性大肠杆菌、空肠弯曲菌、沙门菌，仍以细菌性病原为主。

# 传染源

隐性感染者或病原携带者，病毒通过某种共用媒介传播后再以人–人传播模式进一步扩散。

# 易感人群

消化系统较弱的儿童、老年人以及饮食不规律的人。

## 传播途径

### 水和食物传播

感染性腹泻主要通过粪–口途径传播。少数可以通过被污染的水和食物传播，导致食源性细菌性腹泻。人与动物的密切接触也可以传播。苍蝇、蟑螂等昆虫类动物因为其特殊的生活习性，在细菌性感染性腹泻传播中也发挥了重要的作用。

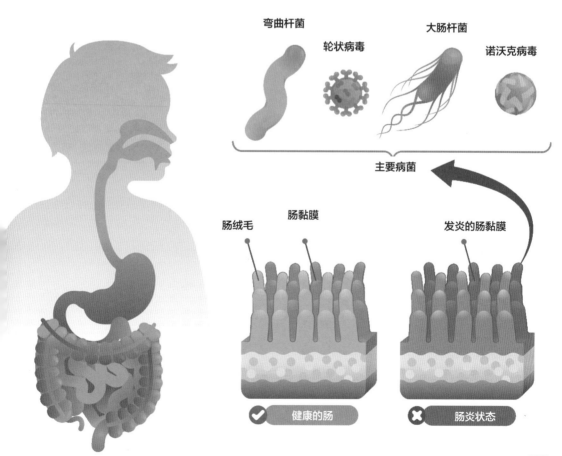

弯曲杆菌

轮状病毒

大肠杆菌

诺沃克病毒

主要病菌

肠绒毛　肠黏膜

发炎的肠黏膜

健康的肠

肠炎状态

**症 状**

急性胃肠炎引起的轻型腹泻，一般状况良好，每天大便在10次以下，为黄色或者黄绿色，少量的黏液或白色皂块，粪质不多，有时大便呈"蛋花汤样"。急性胃肠炎也可以引起较重的腹泻，每天大便次数至少十次。大量的水样便，少量黏液，恶心、呕吐、食欲低下。呕吐物中出现咖啡样物。

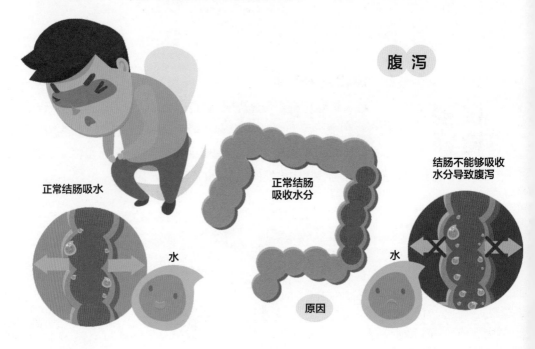

腹 泻

正常结肠吸水

正常结肠吸收水分

结肠不能够吸收水分导致腹泻

水

水

原因

**治疗原则**

感染性腹泻的治疗原则是：预防脱水、纠正脱水、继续饮食、合理用药。给患者口服足够的液体以预防脱水，给患者足够的食物以预防营养不良。尽量卧床休息，病情轻者口服葡萄糖——电解质液以补充体液的丢失。

**预 防**

① 加强卫生宣传，注意食品及食具卫生，严格水源管理。
② 提倡母乳喂养，可大大减少感染性腹泻病的发病。
③ 发现患儿早隔离治疗，以免传播。

# 39 广州管圆线虫病
## 致病的福寿螺

广州管圆线虫病由广州管圆线虫幼虫(偶或成虫)寄生于人体中枢神经系统而引起，是一种以嗜酸性粒细胞增多性脑膜脑炎为主要特征的食源性寄生虫病。本病主要流行于热带和亚热带地区，我国有广东省等9个省有报告过病例。本病尚无特效治疗或免疫药物。

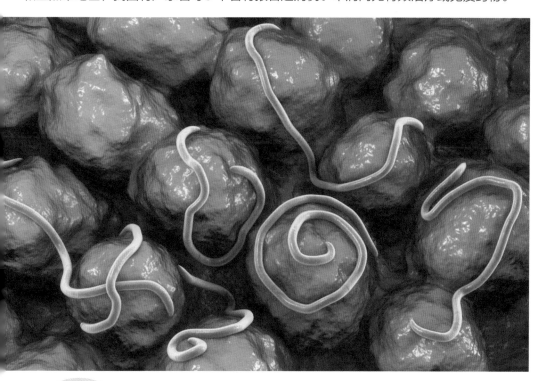

## 病原体

该病的病原体为广州管圆线虫幼虫或成虫早期阶段。广州管圆线虫成虫主要寄生于鼠类肺动脉或右心内，其孵化的幼虫排出体外进入陆地螺、淡水虾、蟾蜍、蛙、蛇等动物体内，如果不经煮熟食用，易患广州管圆线虫感染寄生虫病。

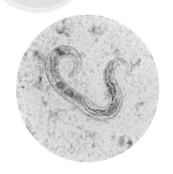 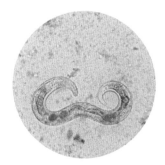 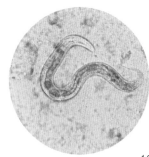

## 传染源

广州管圆线虫的传染源为啮齿类动物尤其家鼠是这种病的传染源。

## 易感人群

人群普遍易感。

**传播途径**

### 水和食物传播

广州管圆线虫病为人兽共患寄生虫病，人主要是经口感染,感染方式有生食或半生食含有感染期幼虫的宿主，及食用被感染期幼虫污染的蔬菜、瓜果或饮用了被幼虫污染的自来水而感染。

### 接触性传播

用蛙、蟾蜍肉敷贴疮疡处，相信所谓"偏方"生食蛞蝓治疗面部痤疮，也会感染本病。

**症状**

起病较急，有低、中度发热或高热、头痛，伴有恶心呕吐；躯体不同部位的皮肤感觉异常，有游走性疼痛，皮肤触摸痛，面部或肢体麻痹，或有抽搐、躁动、嗜睡、精神失常、昏迷等表现，也可能出现视力模糊等眼部表现。

**预防**

① 广州管圆线虫病是可以预防的，只要加热到80℃以上，就可杀死这种寄生虫。

② 食用螺、鱼、虾、蟹和其他水产品至少煮沸5分钟以上，宜在-15℃冷冻保存。从事螺肉加工的工人、厨师等人员要做好防护工作。

③ 如果市民生吃了不熟的淡水鱼、虾、蟹、螺等，出现"三高""三痛"等症状要及时就诊，以免延误病情。

④ 家住河塘边的平房要经常打扫卫生，及时消除潮湿处的各种螺体、昆虫。

**治疗原则**

广州管圆线虫病是一种自限性疾病，通常采用对症、支持治疗。患者应卧床休息，给予清淡、易消化、高维生素饮食，并多饮水。按病情需要适当给予输液，以补充电解质和葡萄糖。及时准确地监测体温变化，并做好记录。

# 40 颚口线虫病
## 小心虫从口入

颚口线虫病系由颚口线虫幼虫寄生于人体，引起人体皮肤和内脏颚口线虫病。通常是由于人类生食或进食未煮熟的含有第三期幼虫的淡水鱼类而被感染。本病主要分布在亚洲，以日本和泰国最严重。澳大利亚、墨西哥等国亦有本病。我国浙江、福建、上海等地区随着生食的情况日益增加，其发病率亦随之增加。本病的防治目前没有特效的药物。

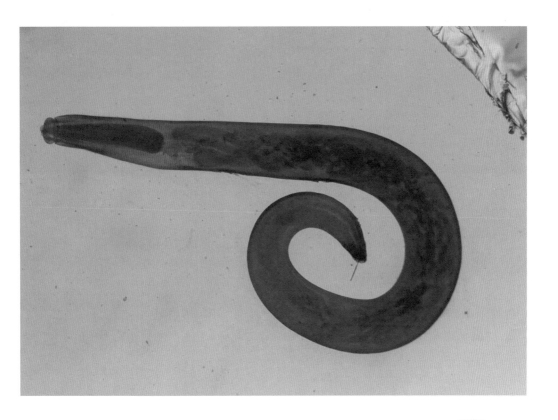

颚口线虫成虫呈鲜红色稍透明，雄虫长11~25mm，雌虫长25~54mm，虫卵椭圆形，平均大小38.5~69.3μm，幼虫长约2~4mm。

**病原体**

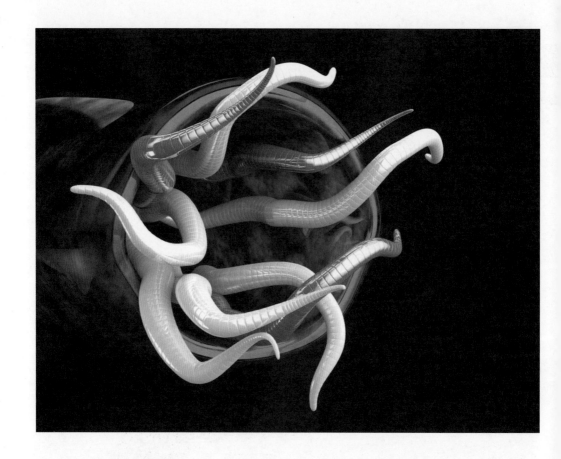

## 传染源

颚口线虫的第一中间宿主剑水蚤、第二中间宿主（淡水鱼类）、转续宿主(蛙、蛇、鸭、猪等)和终宿主(猫、狗)等都是本病的传染源。人不是本病的传染源。

## 易感人群

人对本病普遍易感，主要患病者多为以泥鳅作美容剂敷面或强壮剂以及喜欢生食的人群。

**传播途径**

### 水和食物传播

人进食未烧熟含感染性第三期幼虫的鱼、蛙、蛇肉等容易感染上颚口线虫病；生食泥鳅、猪肉、鸡肉等也可受感染；偶接触以上肉类等可经皮肤感染。幼虫侵入人体后可移行于皮肤、皮下组织以及内脏。

**症 状**

疾病初期有发热、恶心、呕吐或上腹部疼痛等前驱症状，随后身体各部皮肤可间歇出现丝状疹、点状匐形疹或移行肿块，局部轻度发红、水肿、疼痛、瘙痒感，呈游走性。虫体近体表则呈皮肤硬结。

线虫

蠕动

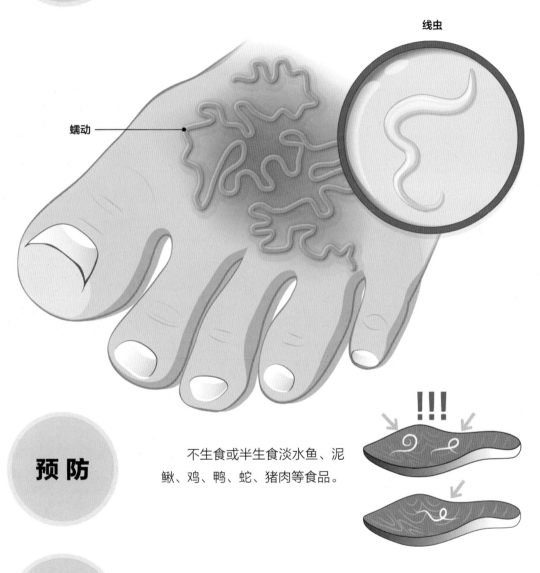

!!!

**预 防**

不生食或半生食淡水鱼、泥鳅、鸡、鸭、蛇、猪肉等食品。

**治 疗 原 则**

手术摘除病灶内幼虫是主要治疗方法，但一时难以将体内全部幼虫摘除彻底。因此还需要采取支持及对症治疗以及病原治疗。

# 41 阿米巴性痢疾
## 不容小觑的致病寄生虫

阿米巴性痢疾是溶组织内阿米巴侵入结肠引起的肠道传染病，易复发成为慢性，也可发生肠内外并发症，尤其可引起肝、肺等脏器脓肿。本病呈世界性分布，热带亚热带地区多见。至今尚无溶组织内阿米巴疫苗在世界范围内被接受。

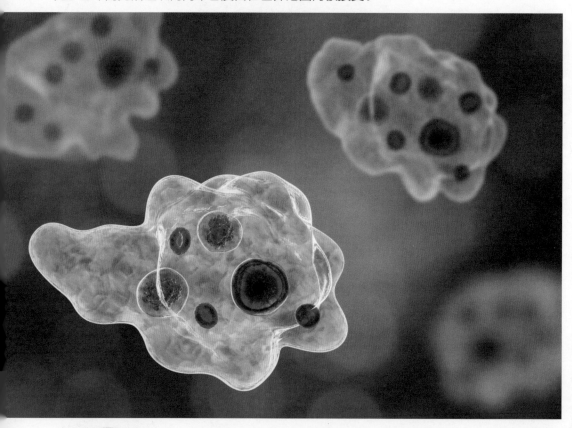

**病原体**

肠道阿米巴原虫，种类虽多，大多无致病能力，只有溶组织内阿米巴寄生于人体后，在一定条件下，可引起疾病，属于真核生物。

溶组织内阿米巴可分包囊和滋养体两个不同时期，包囊直径10~16μm，滋养体直径10~40μm，成熟的4核包囊为感染期。

溶组织内阿米巴的滋养体借助单一定向的伪足运动。

滋养体在肠腔里形成包囊的过程称为成囊。成熟包囊有4个核，圆形，光滑。核为泡状核，与滋养体的相似但稍小。成熟包囊每日排出量超100万个，在本病传播中起重要作用。

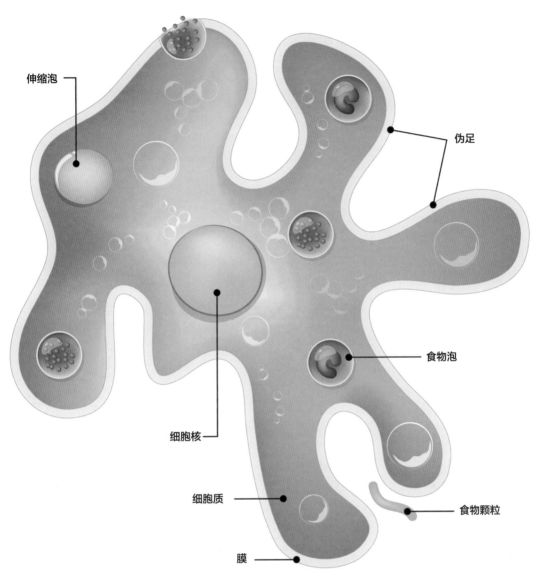

伸缩泡

伪足

食物泡

细胞核

细胞质

食物颗粒

膜

## 传染源

　　慢性患者、恢复期患者及健康的带虫者为阿米巴肠病的传染源。在我国猪也可作为传染源。

## 易感人群

　　① 环境或饮食卫生得不到保障的人群。
　　② 免疫功能低下的人群，由于营养不良或某些疾病造成的免疫功能低下，抗感染能力低下易引发感染。

## 传播途径

**水和食物传播**

阿米巴包囊经口传染是主要的传播途径。

包囊污染水源是酿成地区性暴发流行和高感染率的主要原因；其次是污染的手、食物或用具。

**虫媒传播**

苍蝇、蟑螂等可携带包囊传播疾病。

## 症状和类型

急性阿米巴痢疾起病多缓慢。常以腹痛、腹泻开始。

急性阿米巴痢疾少见。起病急，高热，有明显中毒症状，一天内腹泻十多次，伴有剧烈腹绞痛，肝肿大。

慢性型：症状持续存在或反复发作。常为腹痛、腹胀，腹泻与便秘交替出现。有消瘦、贫血、营养不良或神经衰弱症状。

轻型：间歇性腹痛腹泻，症状轻微。

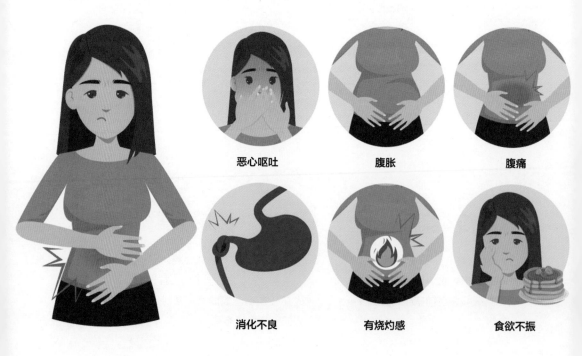

恶心呕吐　　　　腹胀　　　　腹痛

消化不良　　　　有烧灼感　　　　食欲不振

## 预防

① 讲究饮食卫生、个人卫生及文明的生活方式, 不喝生水, 清洗瓜果蔬菜, 充分加热食物, 勤洗手。

② 保护公共水源, 严防粪便污染。饮用水应煮沸。

③ 因地制宜做好粪便无害化处理, 改善环境卫生。

④ 大力扑灭苍蝇、蟑螂, 采用防蝇罩或其他措施, 避免食物被污染。

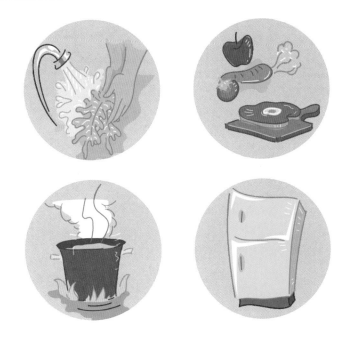

## 治疗原则

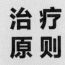

### 支持治疗

急性期患者应卧床休息, 进流质或少渣饮食。

严重腹泻者需纠正水、电解质紊乱, 必要时静脉补液。

慢性患者注意维持营养。

### 病原治疗

阿米巴性痢疾的病原治疗具有两个基本目标: 其一, 治愈肠内外侵入性病变; 其二, 消除肠腔中的包囊。

## 42 诺如病毒急性胃肠炎
### 一丁点就能"毒"倒一群人

诺如病毒，又称诺瓦克病毒，特征是表现为以呕吐、腹泻、恶心和腹痛为主要症状的急性胃肠炎。诺如病毒感染性腹泻在世界范围内皆有流行，全年均可发生感染，寒冷季节高发。诺如病毒变异快、环境抵抗力强、感染剂量低，感染后潜伏期短、排毒时间长、免疫保护时间短，且传播途径多样、全人群普遍易感，因此，诺如病毒具有高度传染性和快速传播能力。诺如病毒感染主要表现为自限性疾病，但少数会发展成重症，甚至死亡。目前针对病毒尚无特异的抗病毒药和疫苗。

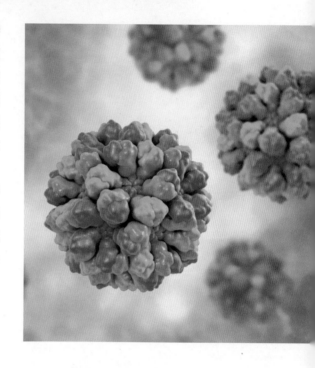

### 病原体

诺如病毒是一种引起非细菌性急性胃肠炎的病毒，是一组形态相似、抗原性略有不同的病毒颗粒，统称为诺瓦克样病毒，2002年被正式命名为诺如病毒。病毒呈圆形，直径27nm，无包膜，表面光滑。使用10mg/L的高浓度氯离子（处理污水的氯离子浓度）可灭活诺如病毒，酒精和免冲洗洗手液对诺如病毒没有灭活效果。

### 传染源

常见的诺如病毒来源是海产品，诺如病毒通常栖息于牡蛎等贝类中。其他主要的传染源为已感染诺如病毒的患者、隐性感染者及健康的诺如病毒携带者。

### 易感人群

感染对象主要是成人和学龄儿童。

**传播途径**

### 水和食物传播

① 人传人可通过粪口途径或间接接触被排泄物污染的环境而传播。

② 食用被诺如病毒污染的食物也会传播病毒。生食海贝类及牡蛎等水生动物和生食的蔬果类是引起疾病暴发的常见食品。

③ 经水传播可由于饮用水源被污染所致。

**症状**

感染诺如病毒的一般症状主要有呕吐、腹泻、腹痛、低热、全身肌肉酸痛等。症状一般维持12~60小时后自行消退，但病毒的排泄会延续2星期左右。如腹泻厉害，容易发生脱水、休克等症状。

尽管诺如病毒感染主要表现为自限性疾病，但少数病例仍会发展成重症，甚至死亡，这些病例通常发生于高龄老人和低龄儿童。

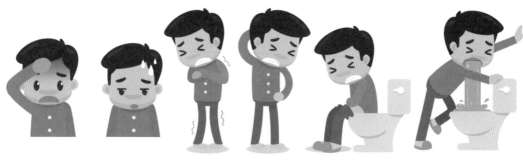

头痛及低热　　疲劳　　寒战　　肌肉酸痛　　腹泻　　呕吐

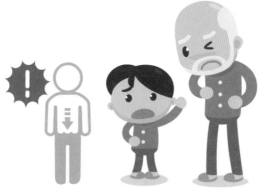

**老人和孩子很容易脱水**

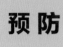

## 预 防

目前，针对诸如病毒尚无特异的抗病毒药和疫苗，其预防控制主要采用非药物性预防措施，特别注意的是食品安全，提倡喝开水，不吃生的、半生的食物，尤其是不要吃生的贝类水产品。

平时要共同做好预防的工作，要注意个人卫生，饭前便后要洗手，养成良好的卫生习惯。

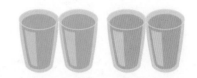

干净的饮用水

清洁你的手至少15秒

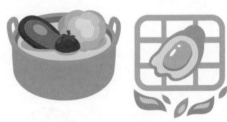

清洗和煮熟食物

## 治疗 原则

此病以缓和相关的症状为治疗，目前尚无疫苗可预防。

治疗有3点需要注意。

### 口服补液盐

轻症的患儿可以口服世界卫生组织推荐的口服补液盐，严重的病例应及时地输液，纠正电解质、酸碱平衡紊乱。

### 日常护理

注意饮食卫生，多吃新鲜、易消化、含钙高的食品，多喝水、少吃冷食，并注意患者保暖，少去人群过于集中的公共场所。

### 营养治疗

停止食用高脂肪和难以消化的食物，减轻胃肠负担，逐渐恢复消化功能，补充维生素和电解质，对因治疗。

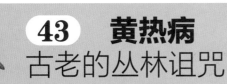

# 43 黄热病
## 古老的丛林诅咒

　　黄热病俗称"黄杰克""黑呕"，是由黄热病病毒引起的急性传染病。患者通常被蚊虫叮咬从而引起感染，埃及伊蚊是主要传播媒介。 黄热病在南美洲和非洲的热带和亚热带呈地方性流行。黄热病病毒侵入人体后，迅速进入局部淋巴结，并在其中不断复制繁殖，3～4天后进入血液循环形成病毒血症。本病无特效抗病毒药物治疗。感染或接种疫苗可获得持久免疫力。

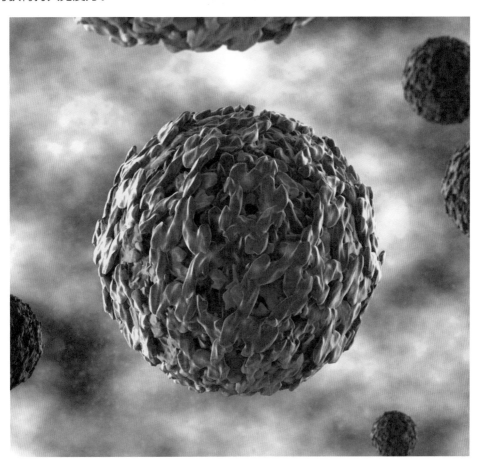

## 病原体

　　黄热病是第一个被发现的人类病毒病，也是第一个被证实由蚊子进行生物学传播的疾病。黄热病毒属于虫媒病毒B组，为RNA病毒，呈球形，直径20~60nm。黄热病毒抵抗力弱，不耐酸、不耐热，60℃ 30分钟可灭活。

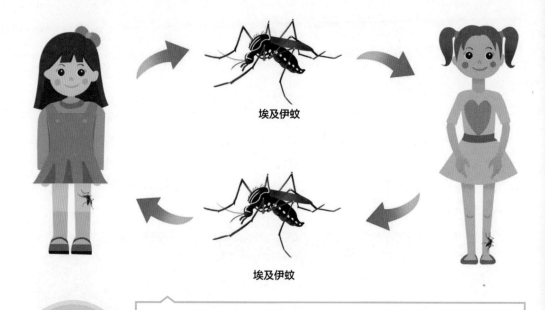

埃及伊蚊

埃及伊蚊

**传播途径**

**虫媒传播**

　　被蚊虫叮咬导致感染。城市型黄热病以人-埃及伊蚊-人的方式传播，埃及伊蚊为唯一传播媒介。

**传染源**

　　城市型黄热病的传染源为患者及隐性感染者，丛林型黄热病的主要传染源为猴及其他非人灵长类动物。

**易感人群**

　　无免疫力的人群对黄热病普遍易感。城市型黄热病以儿童发病为多见，丛林型黄热病患者多为成年男性。

**症状**

　　受到感染后，病毒会在身体内潜伏3~6天，继而出现感染状态。在一开始通常会出现发热、头痛、寒战、肌肉疼痛、食欲不振、恶心和呕吐等症状，过几天之后病情得到缓解。

但接下来会重新出现发热的症状，同时伴随着腹痛和呕吐，患者快速出现黄疸。口、鼻、眼或胃可能出血，肾功能迅速衰竭，呕吐物和粪便中也会出现血迹。此时需要立刻治疗，不然会导致严重的器官损害。

黄热病会导致并发症的出现，如休克、肠出血、心脏损害、多脏器功能减退、腮腺炎等。

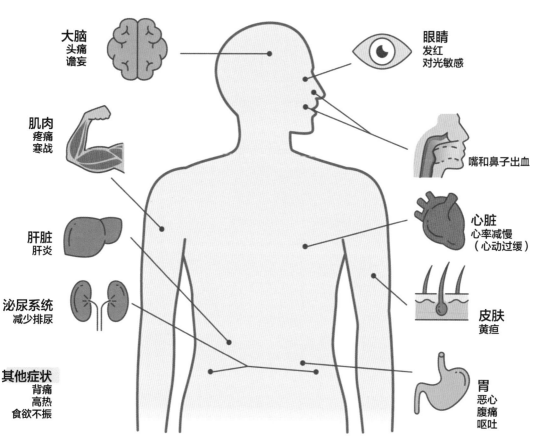

大脑
头痛
谵妄

眼睛
发红
对光敏感

嘴和鼻子出血

肌肉
疼痛
寒战

肝脏
肝炎

心脏
心率减慢
（心动过缓）

皮肤
黄疸

泌尿系统
减少排尿

其他症状
背痛
高热
食欲不振

胃
恶心
腹痛
呕吐

**黄热病的症状**

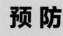

**预防**

① 防蚊灭蚊，这是防止黄热病的重要措施，重点要消除伊蚊的孳生地。在伊蚊较多的地区喷洒药物进行杀虫。室内除使用蚊帐、纱窗等常规防蚊方法外，也可以使用防蚊喷雾。

② 预防接种疫苗。黄热病疫苗安全、高效、价格合理，注射一剂黄热病疫苗可达到长期免疫、终身防护的效果。

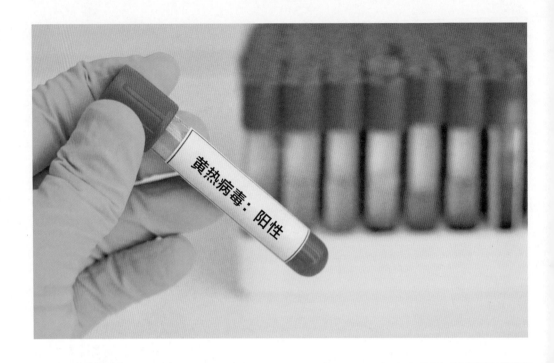

**治疗原则**

① 精心护理。进行处理时，让患者卧床休息，及时补充维生素，给予流质或半流质饮食。

② 对症治疗。在高热情况下，最好采用物理降温，情况严重可给予少量镇静剂。

**黄热病历史事件**

### 黄热病与海地独立

1492年哥伦布得到西班牙王室的支持，开始横渡大西洋。哥伦布路经西非，到达海地，海地由此成为西班牙的殖民地，而后被割让给法国。海地只是一个小岛，却是世界上首个独立的黑人国家，而这却和黄热病联系起来。

19世纪时，海地正在酝酿一场黑人独立运动。海地的黑人领袖杜桑·卢维杜尔在1801年宣布独立，封自己为终身总统。此时，拿破仑正在法国当政，海地想逃脱法国的掌控，自然不会被放过，拿破仑派出3万大军和55艘战舰远征海地。

在起义军顽强坚守以及罕见疾病的侵蚀下，3万法军越打越吃力。最终拿破仑只得用计诱骗对方领袖和谈，并将其软禁直至死亡，起义遂告失败。

海地军民在假意屈服法国一年后，又再次爆发了起义。此时拿破仑正在欧洲开辟战场，遂派出了自己的妹夫夏尔·勒克莱尔将军。结果，在海地的法国4万大军再次被病魔缠身，死亡率高达90%，勒克莱尔本人也死于此病。这次起义就这样在毫无压力的情况下成功了，海地成为世界上第一个自由的黑人共和国。

但黄热病并非发源于海地，而是哥伦布从西非"运往"海地，随后蔓延世界各地。几乎同期，黄热病也踏上美国的土地。它袭击了美国的30多个城市，在黄热病流行的时候，每天都有人身体泛黄地死去。1878年，密西西比峡谷的一次疾病暴发导致12万人生病，死亡人数高达2万人。美西战争爆发时，战争才刚刚打响，黄热病便悄然而至，美军因此受到重创。巴西、古巴和西班牙等国也同样受到影响。

那时，人们并不知道这是一种什么样的疾病，只因它让人身体泛黄便称它为黄热病。它的初期病症并不明显，潜伏了3~6天也未必能够察觉，一旦暴发就会不断呕吐、昏迷，直至死亡。因为初期症状并不特殊，不容易引起重视，再加上毫无应对方式，平均的病死率高达12%~38%。

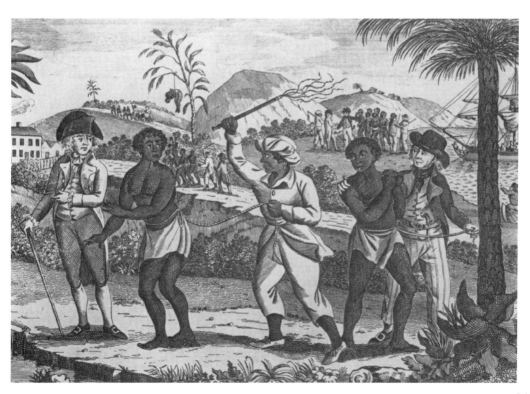

# 44 基孔肯亚热
## 蚊虫肆虐的后果

　　基孔肯亚热，是由伊蚊叮咬传播引起的一种病毒性疾病。该病于1952年被发现，本病多发于热带非洲以及亚洲的印度尼西亚、菲律宾、泰国、越南、缅甸和印度等地。临床症状与登革热病类似，本病为自限性疾病，一般预后良好。虽然病死率很低，但在蚊媒密度较高地区易形成大规模暴发和流行。本病无特效药物治疗，目前尚无可供使用的疫苗，主要为对症处理。

## 病原体

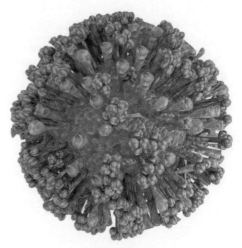

　　基孔肯亚病毒，为正链RNA病毒,不耐酸、不耐热，58℃或消毒剂及紫外照射均可杀灭病毒。

## 传染源

　　急性期患者和隐性感染者为主要传染源。

## 易感人群

　　人群普遍易感，儿童感染后症状一般比成年人轻。

## 传播途径

### 虫媒传播

　　在城市型疫源地中，病毒主要以人－蚊－人的方式循环，其流行以不定期出现的暴发为主；在丛林型疫源地中，病毒主要以灵长类－蚊－灵长类的方式循环，其病毒流行可长期循环存在。

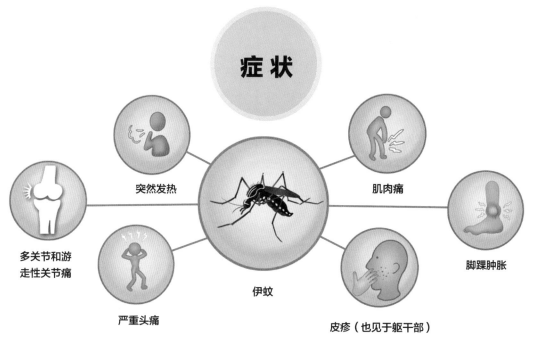

**基孔肯亚热的症状**

本病一般以对症或支持疗法为主。患者卧床休息，补充各种维生素，维持水、电解质平衡。用物理降温的方法处理高热状况，关节疼痛可以使用抗炎药物等。

**治疗原则**

**预防**

**控制传染源。**尽量就地治疗，以减少传播机会。患者在病毒血症期间，应予以防蚊隔离。及时上报疑似和确诊病例。

**切断传播途径。**病室中应有蚊帐、纱窗、纱门等防蚊设备，消灭蚊虫和清除蚊虫孳生地。

**保护易感人群。**去疫区工作或旅行，要做好防蚊措施。

**基孔肯亚热名字的由来**

1952年首次在坦桑尼亚发现本病流行，1953年分离到基孔肯亚病毒，这个名称音译自坦桑尼亚的Swahili土语，形容患者因关节疼痛而弯曲的特征体态。

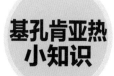

# 45 塞卡病毒病
## 影响生育的疫情

塞卡病毒病，也称塞卡热，是由塞卡病毒引起并通过蚊媒传播的一种自限性急性疾病。"塞卡"是乌干达语"Zika"的音译，意思是"杂草"。塞卡病毒病出现在蚊子数量较多的热带地区，已知该病在非洲、美洲、南亚和西太平洋地区流行。本病一般症状较轻，2~7天自愈。怀孕期间感染塞卡病毒可能导致新生儿出生缺陷。目前尚无疫苗和特效药物。

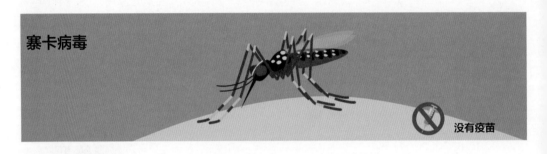

塞卡病毒

没有疫苗

## 病原体

塞卡病毒属于黄病毒科黄病毒属，主要有非洲型和亚洲型两个亚型。该病毒于1947年首次在乌干达从恒河猴体内分离出，1952年在乌干达和坦桑尼亚的人体中分离出。

## 传染源

患者、隐性感染者和感染塞卡病毒的非人灵长类动物是该病的可能传染源。

## 易感人群

在非流行区，人群对塞卡病毒普遍易感。

塞卡病毒对孕妇或计划怀孕的女性最危险，目前被怀疑与新生儿小头症高度相关。

## 传播途径

### 虫媒传播

塞卡病毒主要通过被感染的伊蚊类蚊媒叮咬传播给人类。这些蚊媒主要在白天叮咬人类，当蚊媒叮咬塞卡病毒感染者时被感染，后通过叮咬的方式将病毒传染给其他人。

### 接触性传播

在邻近生产时，已经感染上寨卡病毒的母亲在分娩时有可能使新生儿感染上该病毒，但这种情况很少见。

从理论上讲，寨卡病毒可能通过输血传播。目前有报道称可能通过性接触传播的病例。

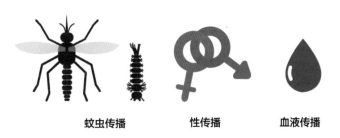

**蚊虫传播**　　　　**性传播**　　　　**血液传播**

## 症状

被携有塞卡病毒的伊蚊叮咬后数天内约20%的人会出现临床症状。包括轻微发热、皮疹（开始于面部，后发展至全身）、结膜炎、关节痛（主要是手和足）、肌肉痛、头痛，一般症状较轻。

寨卡病毒感染可能导致少数人出现神经系统和自身免疫系统并发症，孕妇感染后可能会导致新生儿小头畸形。

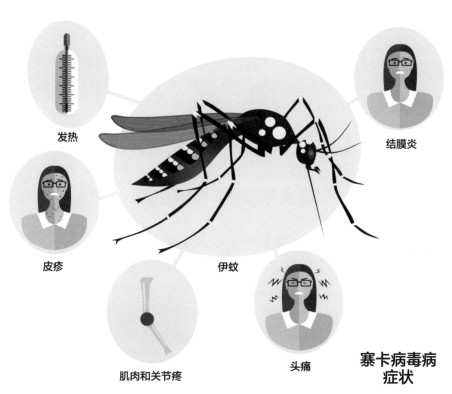

**发热**　　**皮疹**　　**肌肉和关节疼**　　**头痛**　　**伊蚊**　　**结膜炎**

**寨卡病毒病症状**

## 预 防

目前没有针对寨卡病毒病的疫苗。减少寨卡病毒感染来源以及减少蚊虫与人的接触可减少感染发生。

建议已怀孕女性，考虑推迟前往受寨卡病毒影响的国家或地区（玻利维亚、巴西、哥伦比亚、厄瓜多尔、巴拉圭、秘鲁、委内瑞拉等）。如配偶疑似感染寨卡病毒，妊娠期避免性行为或性生活使用安全套。

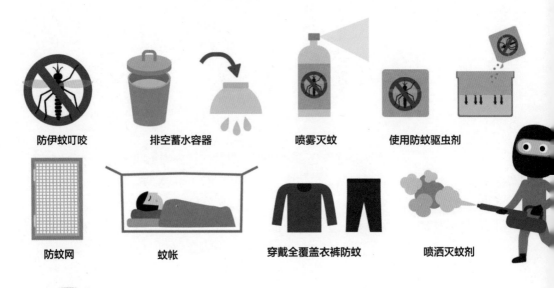

防伊蚊叮咬　　排空蓄水容器　　喷雾灭蚊　　使用防蚊驱虫剂

防蚊网　　蚊帐　　穿戴全覆盖衣裤防蚊　　喷洒灭蚊剂

## 治疗原则

本病一般为自限性疾病，目前尚无针对该病的特异性抗病毒药物，临床上主要采取对症治疗，包括止痛、退热、休息和大量饮水。

## 寨卡病毒小知识

### 让人不安的"小头症"

**寨卡病毒与小头症**

从2015年下半年开始，巴西东北部出现了大量的小头婴儿，发病率显著高于以往，这让当地的卫生部门乃至世界卫生组织都感到极为不安。科学家们调查发现，这些小头症很有可能就与寨卡病毒感染有关。并且，如果孕妇在妊娠早期（怀孕的前3个月内）受到寨卡病毒感染，则婴儿出现小头症的风险最大。

　　小头症是一种婴儿先天发育异常，导致小头症的原因有很多，比如遗传变异，孕期受到特定病毒感染、使用药物、摄入酒精和接触毒性物质等。患有小头症的婴儿有可能智力和其他发育正常，但也有可能出现轻微残疾甚至死亡。对于小头症，目前还没有什么有效的治疗手段。

　　出于对小头症的担忧，很多出现疫情的国家都提出暂缓怀孕的倡议。据新闻报道，哥伦比亚、牙买加和萨尔瓦多都建议本国女性推迟怀孕计划。

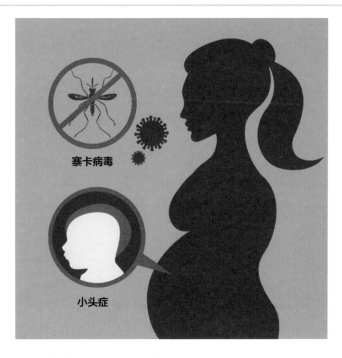

寨卡病毒

小头症

### 因为寨卡病毒病差点夭折的里约奥运会

　　在2016年夏季奥运会即将开幕前，巴西的寨卡病毒疫情已经非常严重。而寨卡病毒可以在人际传播，更是让各国卫生部门乃至世界卫生组织（WHO）都感到极为不安。

　　鉴于游客和运动员有感染寨卡病毒的可能，并输入世界各地造成更严重的疫情，全球150位知名医生、医学专家联名向WHO发出公开信，呼吁里约奥运会延期或另外选址。专家们义正词严，但世界卫生组织和国际奥委会最终否决了此提议。WHO认为，奥运期间正值巴西的冬季，蚊子活跃性有所降低，而且寨卡病毒主要影响孕妇和胎儿。

　　2016年8月5日，里约奥运会如期开幕，各国奥运代表团为防止寨卡病毒也是用心良苦：澳大利亚订制了1500只加厚避孕套，防止性传播感染；韩国代表团准备了防蚊衣服，防止物理接触；美国代表团则明确表示，允许队员直接退赛。

西尼罗热是由西尼罗病毒引起的传染病，是一种人畜共患病。近年来流行于非洲、欧洲、美洲、澳洲、中东地区、印度次大陆等地区，对人和动物的健康构成威胁，严重者会引起人畜发生脑炎，甚至死亡。西尼罗病毒被认为是全球危害最广的蚊传病毒之一，目前无针对西尼罗病毒的特效治疗药物和预防的疫苗。

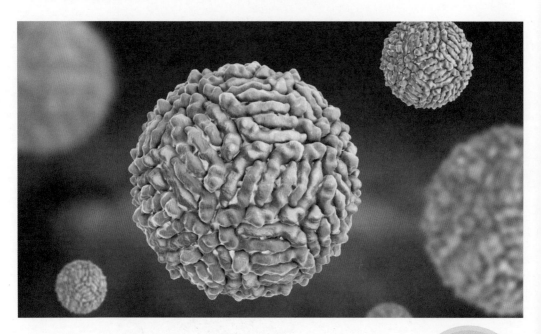

西尼罗病毒为直径40~60 nm的球形RNA病毒，有包膜。西尼罗病毒对低温和干燥的抵抗力较强，对热紫外线、化学试剂如乙醚敏感，加热至56℃ 30分钟即可灭活。

## 病原体

## 传染源

由于西尼罗病毒主要寄生于鸟类，鸟类是西尼罗病毒的主要储存宿主和传染源，包括麻雀、乌鸦、海鸥、知更鸟等。传染源还包括处于病毒血症期的患者、哺乳动物。

## 易感人群

总体来说，人群对西尼罗病毒普遍易感，但感染以后绝大多数人为隐性感染，机体迅速清除病毒，并建立持久的特异性免疫。初次进入流行区的人易感性强，但发病多集中在老人、儿童和免疫力较差的人群。

**传播途径**

**虫媒传播**

人类主要是通过带毒蚊子的叮咬而发病。亲鸟类蚊子是西尼罗病毒的主要传播媒介，当蚊虫叮咬带病毒的鸟时，西尼罗病毒进入蚊体内繁殖并储存于唾液腺中，当再次叮咬人或动物时导致其感染。

一般来讲，西尼罗病毒在鸟和蚊子之间形成循环链，偶尔感染人或动物。

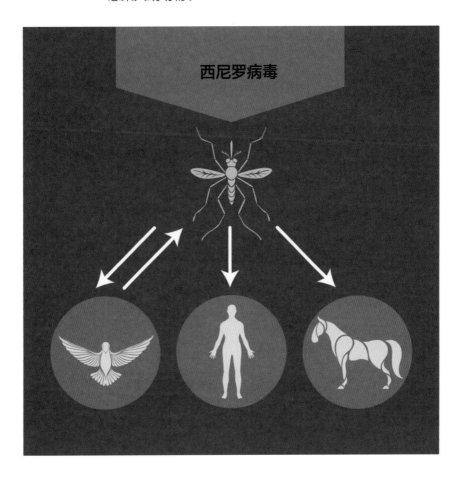

西尼罗病毒

**症状**

本病的潜伏期为1~6天，也可能长至2周，为自限性疾病，人感染西尼罗病毒多数表现为隐性感染，少数为显性感染。

部分感染者症状轻微，伴有发热、头痛，及呼吸道症状等。对于老年人和儿童可能引起高热、剧烈头痛及中枢神经系统症状体征，甚至导致死亡。

**预防**

尚无安全有效的西尼罗病毒疫苗。目前,消灭蚊虫、减少皮肤直接暴露和户外活动、应用防蚊驱蚊药物,以防止被蚊虫叮咬是一种简单有效的方法。

**治疗原则**

对于西尼罗病毒感染引起的西尼罗热和西尼罗型脑炎目前均无特效药物治疗,只能进行对症治疗,增强机体的抵抗能力和防止继发感染。症状轻微的发热型患者,数天后即可自愈。对重症特别是脑炎患者治疗包括降温、镇静等。另外还可考虑用抗病毒疗法及激素疗法。

**西尼罗病毒小知识**

### 西尼罗病毒名称的由来

西尼罗病毒是西尼罗脑炎的病原体,于1937年12月在非洲乌干达西尼罗河地区被发现而得名。该病毒曾先后在非洲、中东、欧洲、西亚(中亚)地区流行,是传播最广泛的黄病毒。

## WHO关于西尼罗病毒的6个重要事实

**事实1** 西尼罗病毒能够引起人类致命性神经系统疾病。

**事实2** 约80%的病毒感染者没有任何症状。

**事实3** 西尼罗病毒主要通过受感染蚊子的叮咬传播给人类。

**事实4** 该病毒能够导致马患上严重疾病,甚至死亡。

**事实5** 有可供马使用的疫苗,但没有用于人类的疫苗。

**事实6** 鸟类是西尼罗病毒的自然宿主。

# 47 裂谷热
## 来自现代智人故乡的幽灵

裂谷热是一种病毒性人畜共患病，由裂谷热病毒引起，经蚊类媒介或接触传播。目前主要在非洲和阿拉伯半岛地区流行。主要影响的是动物，但也能传染人。传染可导致人畜患染严重疾病。由于裂谷热会使牲畜死亡、流产，因此也会造成重大经济损失。

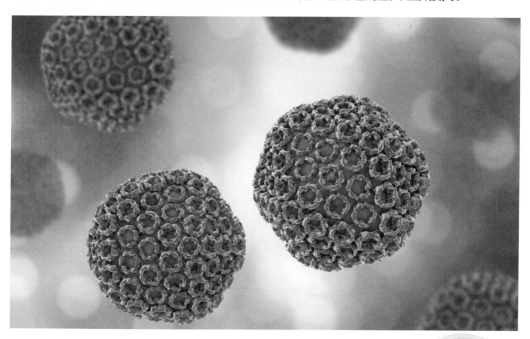

该病的病原体是裂谷热病毒，为RNA病毒。病毒直径90~110nm，呈球形，有包膜。对酸、脂溶剂、去污剂和甲醛敏感。

## 病原体

## 传染源

裂谷热主要在家畜（如绵羊、牛、骆驼和山羊等）中引起流行或暴发，被感染的畜类是本病的主要传染源。

## 易感人群

人对该病毒普遍易感，其中某些职业群体，如牧民、农民、屠宰工人和兽医，感染裂谷热的风险较高。

## 传播途径

**虫媒传播**

蚊子叮咬也可能使病毒传播。

**接触性传播**

绝大多数人之间感染是与受感染动物的血液或器官直接或间接接触所造成的。

## 症状

人感染裂谷热病毒大多为隐性感染，本病毒潜伏期2~6天，有时不超过24小时，只有少数感染后有发热、肝炎、视网膜炎等症状，大多数病例表现轻微常在2周内完全恢复。

## 预防

① 裂谷热在动物中的暴发先于人类，因此关注动物疫情能为疾病的防控提供预警。

② 加强疫区科普宣教，加强个人防护避免与患病动物组织、体液接触，不食用未煮熟的肉、奶等。

③ 加强口岸疫情管理，防止输入性传染源。

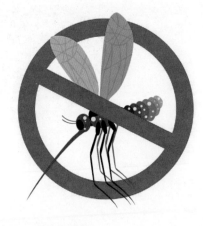

## 治疗原则

由于大多数裂谷热人间病例病症相对较轻且持续期短，这类患者不需要任何特定的治疗。对于较为严重的病例，主要的治疗方法是一般支持性疗法。

# 48 美洲锥虫病
## 警惕 "新型艾滋病"

　　美洲锥虫病又称查加斯病，是经锥蝽传播，由克氏锥虫寄生于人体血液和心脏、脑、食管、结肠等器官组织的有核细胞内引起的一种寄生虫病。因为感染者在患病初期与艾滋病患者的症状类似，所以有专家把它称为 "新型艾滋病"。同艾滋病一样，美洲锥虫病可通过血液或母婴传播，而且通常具有一个很长的潜伏期。除非患者发现得早，并经过3个月的大剂量药物治疗，否则基本不可能治愈。该病主要流行于中美洲和南美洲，特别是巴西、阿根廷和智利。

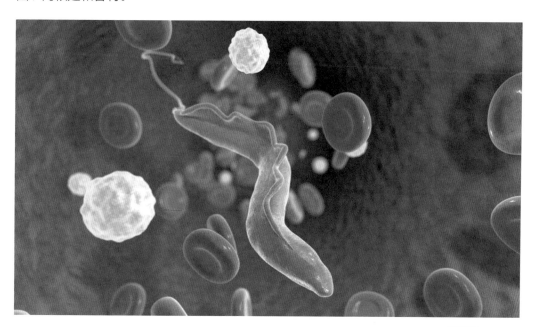

　　克氏锥虫有三种不同形体：①无鞭毛体，存在于细胞内，球形或卵圆形，大小为2.4~6.5μm；②上鞭毛体，存在于锥蝽的消化道内，长20~40μm；③锥鞭毛体，存在于血液或锥蝽的后肠内，长宽（11.7~30.4）μm×（0.7~5.9）μm。

## 病原体

## 传染源

　　凡是有克氏锥虫血症的人或动物均为传染源。

## 易感人群

　　主要为青幼年，其中80%的患者是在幼年感染的。

## 锥蝽病(美洲锥虫病)的传播过程

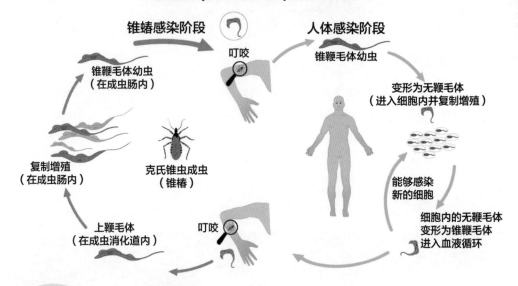

锥蝽感染阶段      人体感染阶段

叮咬

锥鞭毛体幼虫

锥鞭毛体幼虫
（在成虫肠内）

变形为无鞭毛体
（进入细胞内并复制增殖）

复制增殖
（在成虫肠内）

克氏锥虫成虫
（锥蝽）

能够感染
新的细胞

上鞭毛体
（在成虫消化道内）

叮咬

细胞内的无鞭毛体
变形为锥鞭毛体
进入血液循环

### 传播途径

**虫媒传播**

嗜血锥蝽是本病的传播媒介。此虫昼伏夜出，咬人吸血，多咬人的面部，易污染眼、口、鼻黏膜。也可经污染的注射器、实验室意外、母乳、胎盘以及输血感染。通过患者或储存宿主—锥蝽—人的方式传播。

**接触性传播**

通过输血传播、母婴垂直传播，或在器官移植及实验室意外等情况下发生传播。

### 症状

分急性期、隐匿期和慢性期3个阶段。在急性期，表现为发热、肌痛、出汗、肝脾肿大、心肌炎及其并发的心力衰竭。症状可于数月后缓解，病死率约10%。随后疾病进入无症状的隐匿期，此期常出现心电图变化。约30%感染者可出现慢性锥虫病的临床表现，如心脏增大、心力衰竭、心律失常、猝死等。

### 治疗原则

急性期应及早进行抗锥虫治疗，同时对症治疗并发症。

### 预防

1. 改善住所，消灭锥蝽栖息地。
2. 住房内及其外周定期喷杀锥蝽药物以便控制传播媒介。
3. 尽量消灭动物贮存宿主，孕妇应加强锥虫的检查。
4. 对于输血传播，母婴垂直传播或意外情况发生的传播，要尽早避免。

# 49 拉沙热
## 鼠类带来的祸

拉沙热由拉沙病毒引起，主要经啮齿类动物传播，是一种传染性强烈的急性传染病，主要流行于尼日利亚等西非国家。因首例于1969年在尼日利亚东北地区的拉沙镇发现而得名。

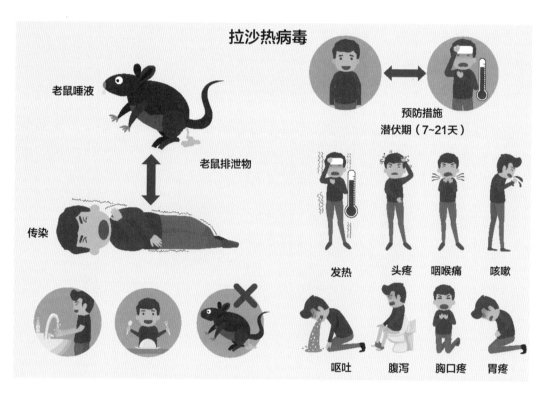

老鼠唾液

老鼠排泄物

传染

拉沙热病毒

预防措施
潜伏期（7~21天）

发热　头疼　咽喉痛　咳嗽

呕吐　腹泻　胸口疼　胃疼

## 病原体

该病的病原体为拉沙病毒，病毒直径80~150 nm，有包膜。一般和啮齿类宿主的慢性感染有关。目前认为拉沙病毒可通过损伤的皮肤或黏膜侵入，进入淋巴系统和血液循环。

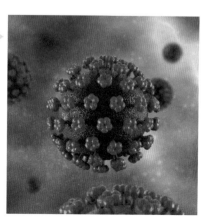

## 传染源

拉沙病毒在自然界中的主要传染源和宿主为啮齿动物，以多乳鼠为主，其次还有黑家鼠和小鼷鼠。感染拉沙热的患者和隐性感染者亦为传染源。

## 易感人群

人群普遍易感。居住在拥挤、脏乱的钻石采矿地区的居民的发病率最高，医务人员也是高危人群中的重要群体。

### 接触性传播

该病为人畜共患病，可通过直接或间接接触鼠排泄物而感染。

### 水和食物传播

鼠排泄物、分泌物、含拉沙病毒的患者血液及分泌物可通过破损皮肤、黏膜或污染的食物传播。

**传播途径**

**症状**

拉沙病毒也可发生人际传播、医院内感染和实验室感染，拉沙热潜伏期7~21天。

起病缓慢，症状包括全身不适、发热、咽痛、咳嗽、恶心、呕吐、腹泻、肌痛和胸腹部疼痛等。

约80%的人类感染表现为轻症或无症状，但疾病在妊娠期尤为严重，超过80%的孕妇可发生流产。

拉沙热的预防主要采取以下措施。

① 控制传染源。主要为灭鼠和环境整治，降低鼠密度。

② 切断传播途径。主要为防鼠，避免直接接触鼠类及其排泄物。

③ 保护易感人群。采取个体防护措施，家庭成员和医务人员避免接触患者血液、体液和排泄物。

**预防**

**治疗原则**

本病无特效药物治疗，主要为对症支持治疗和抗病毒治疗，并且应对患者采取严密隔离至少3~4周。

# 50 人猪重症链球菌感染
## 食品安全的警钟

　　人猪重症链球菌感染是一种由猪链球菌引起的细菌性感染，是由链球菌感染引起的预后较差的一类疾病的总称。人猪重症链球菌感染主要发生在北欧和南亚一些养殖和食用猪肉的国家和地区，我国也有发病。本病多发于6~10月，预后较差，病死率极高。

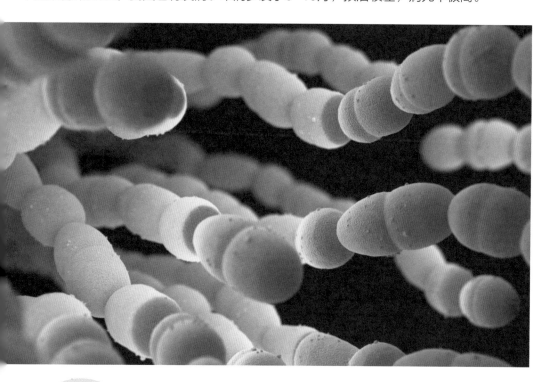

## 病原体

　　本病的病原体为猪溶血性链球菌2型，该菌为圆形球菌，呈单个、成对或数个排列的短链，也可排列成串珠状长链。一般无鞭毛，不运动，不形成芽孢。

## 传染源

病猪或死猪。目前没有发现人作为传染源的证据。

## 易感人群

屠夫、宰杀自家病死猪的农民，洗切病死猪肉的人员。

## 传播途径

**接触性传播**

猪链球菌存在于幼猪的扁桃体，并通过猪之间鼻子的接触或通过近距离的喷沫在猪中传播。在接触病死猪时经破损的皮肤和黏膜传播。

**水和食物传播**

食用未完全煮熟的病猪肉或使用被猪链球菌污染的厨具（如在刚刚切过污染猪肉的菜板上制作凉拌菜）经口传播。

## 症状

人体感染猪链球菌后，多数病例发病初期均出现高热、全身不适、眩晕。该病可引起败血症及脑膜炎。败血症常表现为突发高热，肢体远端部位出现瘀点、瘀斑，早期多伴有胃肠道症状、休克。脑膜炎主要临床表现为头痛、脑膜刺激征阳性等。失聪是猪链球菌感染的常见并发症，而且一般是永久性，其中又以双耳失聪比单耳失聪更为常见。

## 治疗原则

适当的抗生素可治疗猪链球菌感染。在发病初期，可采用青霉素等敏感抗生素进行治疗，病程晚期应慎用抗生素，尤其是出现肾功能减退时，主要是对症与支持治疗，必要时可进行透析。

## 预防

1. 保持卫生。
2. 生猪肉和熟食分开处理。
3. 处理生猪肉时，戴上手套并慎防损伤，处理完后要洗手。

## 51 德国肠出血性大肠杆菌
## 病来如山倒

肠出血性大肠杆菌感染是由肠出血性大肠杆菌引起的肠道传染病。该病有明显季节性，7、8、9 三个月为流行高峰。该菌感染剂量很低，10~100个菌即可致病，是一种在世界范围多次引起食源性暴发的重要病原菌。本病并无治疗特效药或疫苗。

**病原体**

肠出血性大肠杆菌属于革兰氏阴性杆菌，是能引起人感染性腹泻的五类致泻性大肠杆菌之一。肠出血性大肠杆菌因其能产生志贺毒素而具有较强的致病性。德国暴发的疫情中，病原菌的血清型是O104：H4，中国的菌株为O104：H7。

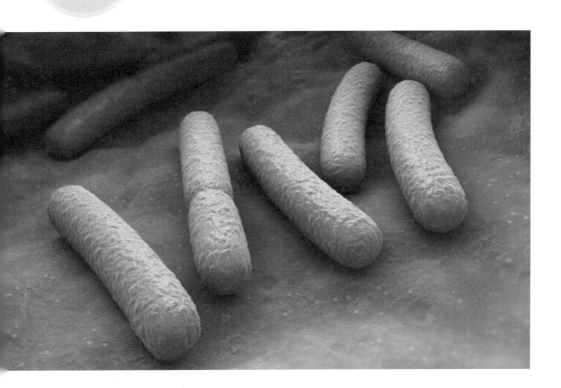

### 传染源

家禽家畜为本病储存宿主和主要传染源。

### 易感人群

人群普遍易感。

**传播途径**

**水和食物传播**

人类主要通过食用被人畜粪便污染的食物，如未经烹调或烹煮不彻底的肉馅制品或未经消毒的牛奶等被感染。受人畜粪便污染的水、蔬菜等农产品也可导致人的感染。食物制备不当，可导致该病菌的交叉污染。

**治疗原则**

治疗原则与其他感染性腹泻相似，应当强调纠正脱水和支持疗法，建议尽量不用抗生素，因其可诱发肾溶血性尿毒综合征，并采取适当办法中和减少毒素。对该病继发的溶血尿毒综合症尚无特效的治疗方法，对于无尿者可用血液透析疗法。

除与其他肠道传染病的共同之处如饭前便后洗手，保护食品水源卫生外，重点要保证冷冻食物或快餐食物的卫生，防止食品被污染，食用前要充分加热。

**预防**

# 52 中东呼吸综合征
## 比SARS更恐怖

中东呼吸综合征（MERS）是由一种中东呼吸综合征冠状病毒（MERS-CoV）而引起的病毒性呼吸道疾病,该病毒于2012年在沙特阿拉伯首次被发现。MERS报告病例的病死率约36%,目前尚无疫苗和特效治疗药物。若非发生密切接触,该病毒不会轻易发生人际传播。

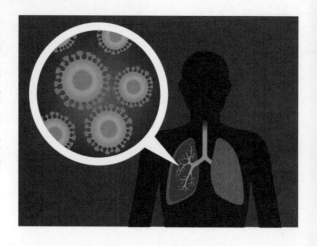

## 病原体

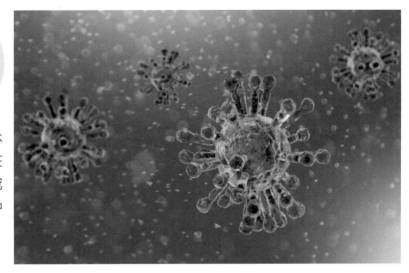

该病的病原体为中东呼吸综合征冠状病毒，属于冠状病毒科，是一种RNA病毒。

## 传染源

携带病毒的骆驼为主要宿主，也是造成人类感染的主要传播源。

## 易感人群

人群普遍易感。与骆驼有密切接触的人群(如饲养员、屠宰场工人、兽医等)感染可能性较大。

### 中东呼吸综合征传染过程

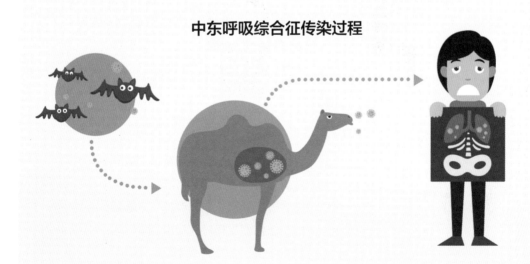

**传播途径**

**接触性传播**

目前认为MERS-CoV来源于蝙蝠，并在很久前的某个时间点传播至骆驼，继而传播至人。人们通过与受到感染的单峰骆驼直接或间接接触而遭受感染。该病毒不容易在人际传播。

**症状**

早期主要表现为发热、畏寒、乏力、头痛、肌痛等，随后出现咳嗽、胸痛、呼吸困难，部分病例还可出现呕吐、腹痛、腹泻等症状。重症病例多在一周内进展为重症肺炎，可发生急性呼吸窘迫综合征、急性肾衰竭，甚至多脏器功能衰竭。

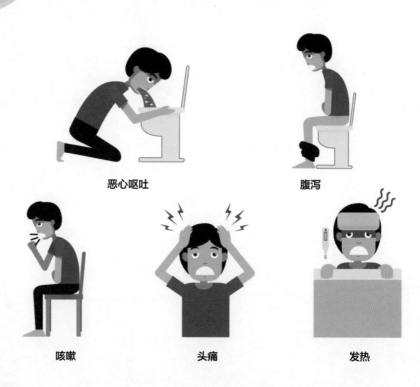

恶心呕吐　　　　　　　　腹泻

咳嗽　　　　　头痛　　　　　发热

**预防**

① 应保持良好的个人卫生习惯和环境卫生。做到勤洗手，建议外出时尽量佩戴口罩；尽量避免在人群密集的场所长时间停留。

② 前往动物饲养、屠宰、生肉制品交易场所以及野生动物栖息地参观时，采取一般性卫生措施，避免直接接触动物及动物的排泄物。

222

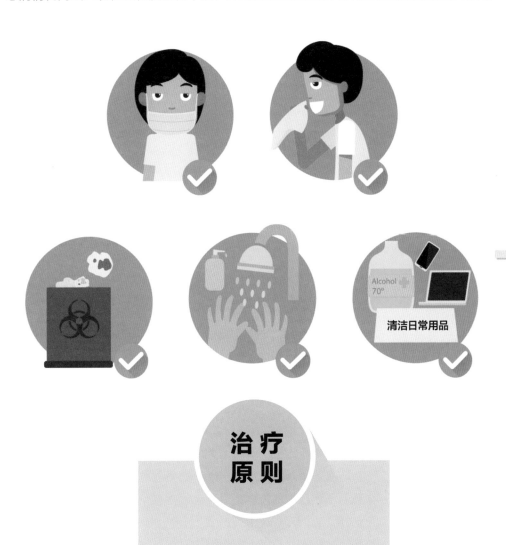

③ 动物性食品应通过烹煮或巴氏杀菌妥善处理，确保安全食用。

④ 在入境时有发热、咳嗽、气促、呼吸困难等急性呼吸道症状的人员，应当主动将患病情况向出入境检验检疫机构申报，并配合卫生检疫部门开展调查及相应医学检查。

Alcohol 70°

清洁日常用品

## 治疗原则

目前没有特异性治疗方式，主要为支持性治疗和基于患者临床状况的对症治疗。

# 53 马尔堡出血热
## 猴子带来的意外之病

马尔堡出血热，又称绿猴病，是一种由马尔堡病毒引起的以急性发热伴有严重出血为主要表现的传染性疾病，经密切接触传播，传染性强，病死率高。目前尚无特异性治疗和免疫药物。

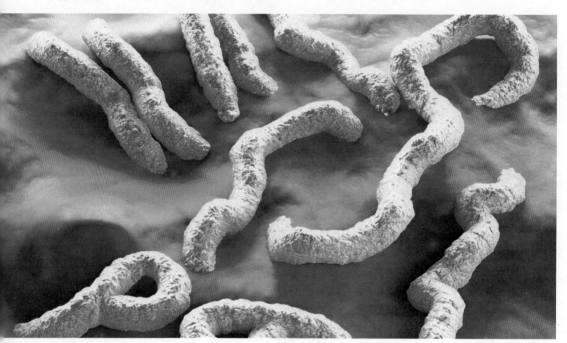

**病原体**

马尔堡病毒为马尔堡出血热的病原体，也叫做绿猴病病毒、绿猴因子，与埃博拉病毒同属丝状病毒，病毒呈多态性，有时呈分支或盘绕，病毒直径80 nm，长度700~1400 nm。其对热有中等程度的抵抗力，紫外线等可破坏病毒的感染性。

## 传染源

感染病毒的非人灵长类动物和患者是主要传染源。通常先由被感染的非人灵长类动物将病毒传染给人，然后再由患者传染给其他健康人。

## 易感人群

人对马尔堡病毒普遍易感，高危人群为接触被感染的动物及患者尸体者，以及密切接触患者的亲属和医护人员。

**接触性传播**

马尔堡出血热主要经密切接触传播，即接触病死动物和患者的尸体，以及感染动物和患者的血液、分泌物、排泄物、呕吐物等，经黏膜和破损的皮肤传播。此外，通过使用被污染的注射器等可造成医源性传播。该病也存在性传播的可能性。

**传播途径**

**症状**

潜伏期3~9天，有的可超2周，本病起病急，会有发热、皮疹以及出血症状。除此之外，该病对消化道、呼吸系统、泌尿系统、眼部都有不同程度的影响。马尔堡出血热严重的可致死亡。

**预防**

① 对来自疫区的旅客要进行身体健康的检测，对有高热等症状的患者应限制入境。禁止进口来自疫区的猴类动物，对其他动物也应实行检疫。

② 一旦发现病例应立即报告，严密隔离，对密切接触者也应进行观察和隔离。

③ 医务人员在接触患者时要采取呼吸防护，进行消毒。

**治疗原则**

目前针对马尔堡出血热尚无特效治疗药物，对其主要依靠早期发现、早期隔离、对症治疗以及积极的支持治疗。

# 54 埃博拉出血热
## 非洲人民的苦难

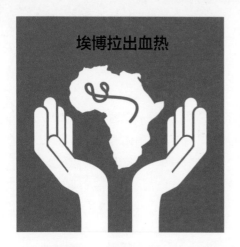

埃博拉出血热

埃博拉出血热是由埃博拉病毒引起的一种急性传染病,病死率很高,可达50%~90%,该病可侵犯人类和其他灵长目动物。基于现有证据,果蝠被认为可能是埃博拉病毒的自然宿主。埃博拉病毒源于非洲刚果,在生物安全等级上为最危险的第四级。

埃博拉出血热的病原体为埃博拉病毒,属丝状病毒科,为不分节段的单股负链RNA病毒。埃博拉病毒可在人、猴、豚鼠等哺乳类动物细胞中增殖。

**病原体**

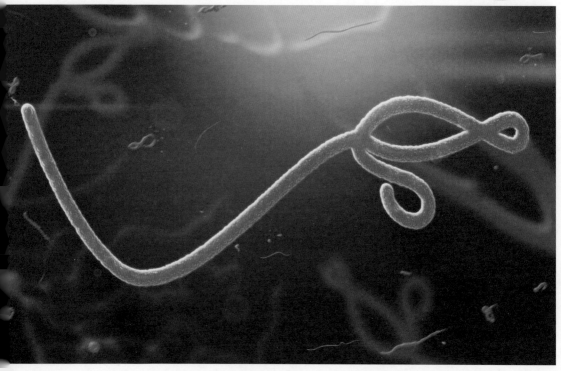

# 传染源

埃博拉出血热的患者是主要传染源，尚未发现潜伏期病人有传染性；感染埃博拉病毒的大猩猩、黑猩猩、猴、羚羊、豪猪等野生动物可为首发病例的传染源。

# 易感人群

人类对埃博拉病毒普遍易感。发病主要集中在成年人，可能与其暴露或接触机会较多有关。高危人群包括感染动物密切接触的人员如医务人员、检验人员、在埃博拉流行现场的工作人员等。

## 埃博拉病毒

*目前认为埃博拉病毒的自然宿主为狐蝠科的果蝠，但其在自然界的循环方式尚不清楚。

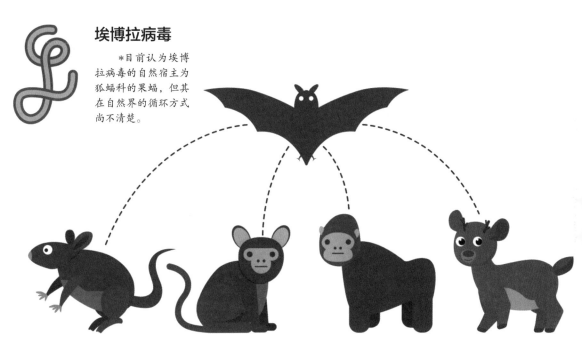

## 传播途径

### 接触性传播

接触性传播是本病最主要的传播途径。可以通过接触患者和被感染动物的血液、体液、分泌物、排泄物及其污染物感染。

患者感染后血液和体液中可维持很高的病毒含量，密切接触者如果没有严格的防护措施,容易受到感染。

**埃博拉病毒**
患者体征和症状

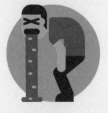

恶心呕吐

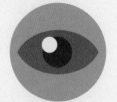

眼睛发红

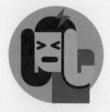

剧烈头痛

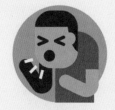

咳嗽

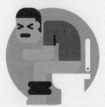

腹泻

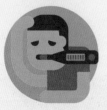

发热（高于38.6℃）

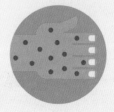

皮疹

胸口疼

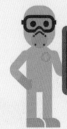

如果您发热或者呕吐，请立即就近检查。

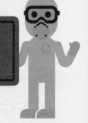

**预 防**

① 食用动物产品（血液和肉）前要彻底煮熟。
② 不要轻易接触野生动物及其尸体。
③ 疑似病例应该与其他患者隔离开来并且执行严格的隔离看护。和患者有密切接触的人应该被严格监测。
④ 及时清理患者的分泌物、呕吐物和排泄物，防止被人接触。

**治疗原则**

目前尚无特异性治疗措施，主要是对症和支持治疗，注意水、电解质平衡，预防和控制出血，控制继发感染，治疗并发症。

一般支持对症治疗：卧床休息，少渣易消化半流质饮食，保证充分热量。

# WHO关于埃博拉出血热的重要事实

**事实1** 埃博拉出血热是一种罕见但可在人间引起严重且往往致命的疾病。

**事实2** 埃博拉病毒通过野生动物传到人，并在人与人间通过人际传播蔓延。

**事实3** 埃博拉病毒病平均病死率约为50%。在以往疫情中出现的病死率从25%到90%不等。

**事实4** 疫情的成功控制有赖于将一系列干预措施落到实处，即病例管理、感染预防和控制、监测和接触者追踪、实验室良好服务、安全且有尊严的埋葬以及社会动员。

**事实5** 用来预防埃博拉病毒的疫苗正处于研发过程中，这些疫苗已被用来协助控制几内亚和刚果民主共和国的埃博拉疫情蔓延。

**事实6** 补液及症状治疗等早期支持性医护办法可改善生存率。目前尚没有获得许可并证明可中和病毒的治疗办法，但正在开发各种血液、免疫和药物疗法。

## 55 埃可病毒11型
### 早产儿杀手

埃可病毒感染引起的疾病症状十分广泛，尤其新生儿感染E-11后，易累及消化、神经及心血管系统，可引起严重黄疸、肝功能衰竭、休克、多系统出血等病症，其死亡率较高。目前国内还没针对E-11感染的特异性抗病毒治疗药物和有效疫苗。

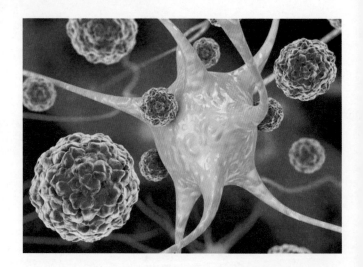

埃可病毒11型（E-11）属于肠道病毒的一种，隶属于小RNA病毒科，肠道病毒属，为无包膜病毒。E-11在酸性环境及一般溶剂中（氯仿、乙醇、乙醚）稳定，但对热、紫外线和干燥等敏感，各种氧化剂、甲醛等可以灭活病毒。

**病原体**

**传染源**

E-11患者或感染者为感染源。

**易感人群**

人是肠道病毒的唯一天然宿主，E-11作为肠道病毒的一种，在人群中普遍易感。新生儿，尤其是早产儿是E-11感染的高危人群，感染后可导致重症或死亡。

**传播途径**

**水和食物传播**

E-11通常主要经粪—口途径、呼吸道飞沫和密切接触传播。饮用或食入被病毒污染的水和食物可被感染。

### 接触性传播

通过接触被E-11患者或感染者污染的手以及物品也可引起感染。国外亦有通过母体垂直传播给新生儿的报道。

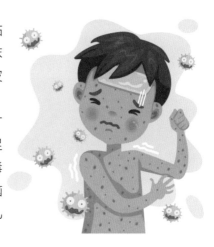

## 症 状

部分人感染E-11后无任何临床表现，属于隐性感染；有临床症状患者大多症状较轻，如皮疹、发热、咳嗽等。

E-11引起的疾病谱较为广泛，少部分人感染后可引起手足口病，极个别人可引起肠道病毒性葡萄膜炎、无菌性脑膜炎、脑炎和急性弛缓性麻痹等。新生儿感染E-11后，病死率较高。

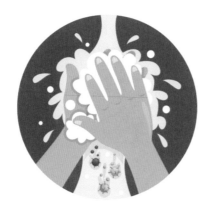

## 预 防

目前尚无针对E-11的有效疫苗。预防E-11感染的主要手段包括：

1 讲究个人卫生，饭前、便后、外出后要用肥皂或洗手液洗手。

2 居室要经常通风，要勤晒衣被。

3 避免接触患病人员。围产期感染E-11妇女要做好阻断母婴传播措施，母亲与新生儿应该分区隔离，避免同病房产妇及新生儿病房发生院内感染。

## 治疗原则

目前国内还没有针对E-11感染的特异性抗病毒治疗药物。

轻症病例，采取缓解症状的一般对症治疗措施即可，重症病例需要住院治疗，以对症和支持治疗为主。

## 56 鼻疽和类鼻疽
### 两颗定时炸弹

**鼻疽**　鼻疽是马、骡等单蹄兽类较为多发的一种传染病，人因接触病畜或染有致病菌的物品而受感染。上世纪流行很广泛，近来许多国家已基本消灭本病，但仍有存在感染的可能。

**病原体**　鼻疽杆菌，为革兰阴性杆菌，长2~5μm，宽0.5~1μm，无鞭毛，不能运动。一般化学消毒剂即可杀灭该菌。

**传染源**　主要为患病的马、骡和驴。

**传播途径**　**接触性传播** 皮肤外露或损伤部分直接接触到病马的分泌物而受到感染。
**呼吸道传播** 病畜在咳嗽或打喷嚏时传染给人。

**易感人群**　兽医、饲养员及屠宰工人是易感人群。

**症状**　早期有发热、头痛、乏力、呕吐、腹泻等症状。皮肤损害为红色丘疹、水疱，迅速变为结节、脓疱和溃疡。病菌进入血液可引起菌血症，还可引起肺炎、多发性关节炎或引起死亡。

**治疗**　严格隔离患者，急性患者早期损害一经发现立即进行手术切除。

**预防**　目前无有效疫苗，预防本病首先要消灭马类间鼻疽的流行，已受感染的马类，应立即处死，并深埋。对从事马匹工作的人，进行预防知识的教育。从事鼻疽杆菌检验的实验室工作者，必须注意无菌操作与消毒。

**类鼻疽**

类鼻疽是由类鼻疽伯克霍尔德菌所致的地方性传染病，流行于东南亚和澳大利亚北部等热带地区。人主要是通过接触含有致病菌的水和土壤，经破损的皮肤而受感染。本病临床表现复杂，病情一般较为严重，如不及时治疗，病死率很高。

**病原体**

类鼻疽伯克霍尔德菌，为短而直的中等大革兰阴性球杆菌，长1~2.0μm，宽0.4~0.5μm，有6~8根鞭毛。

**传染源**

以往认为与野生动物有关，特别是鼠类曾被认为是主要带菌者和病原体在外环境中的播散者，但迄今尚无足够的证据。

**传播途径**

①直接接触含有致病菌的水或土壤，经破损的皮肤而受感染，这是主要传播途径；②经呼吸道感染；③食用被污染的食物，经消化道感染；④被吸血昆虫叮咬造成感染。

**易感人群**

人群普遍易感。长期在稻田中作业的农民感染率最高。

**症状**

急性肺部感染是最常见的感染类型。可为原发性或流血播散性肺炎。除了高热、寒战症状外，尚有咳嗽、胸痛、呼吸急促等。

**治疗**

隔离病人，给予患者全身支持疗法。磺胺类及广谱抗生素有明显效果。

**预防**

防止污染类鼻疽杆菌的水和土壤接触皮肤。在可疑染菌的尘土条件下工作，应戴好防护口罩。

**小知识**

类鼻疽杆菌因其形态与培养特性类似鼻疽杆菌，血清学上又有明显交叉，当时将其命名为类鼻疽杆菌，1921年又将其改名为惠特莫尔杆菌，于1957年易属，改名为类鼻疽假单胞菌。1993年国际上根据其新发现的生物学特性，将其定名为类鼻疽伯克霍尔德菌。国内仍广泛使用类鼻疽杆菌这一称呼。

**图书在版编目（CIP）数据**

战"疫"：图解人类与传染病的斗争 / 沈芸编著.
—福州：福建科学技术出版社，2020.10（2024.5 重印）
ISBN 978-7-5335-6173-4

Ⅰ.①战… Ⅱ.①沈… Ⅲ.①传染病防治 – 医学史 –
中国 – 图解 Ⅳ.① R183-092

中国版本图书馆 CIP 数据核字（2020）第 098330 号


| | | |
|---|---|---|
| 书　　名 | 战"疫"：图解人类与传染病的斗争 | |
| 编　　著 | 沈　芸 | |
| 出版发行 | 福建科学技术出版社 | |
| 社　　址 | 福州市东水路 76 号（邮编 350001） | |
| 网　　址 | www.fjstp.com | |
| 经　　销 | 福建新华发行（集团）有限责任公司 | |
| 印　　刷 | 福建新华联合印务集团有限公司 | |
| 开　　本 | 700 毫米 × 1000 毫米　1/16 | |
| 印　　张 | 15 | |
| 图　　文 | 240 码 | |
| 版　　次 | 2020 年 10 月第 1 版 | |
| 印　　次 | 2024 年 5 月第 2 次印刷 | |
| 书　　号 | ISBN 978-7-5335-6173-4 | |
| 定　　价 | 48.00 元 | |

书中如有印装质量问题，可直接向本社调换